Srikumar G.P.V.

A cárie dentária e o seu diagnóstico

Srikumar G.P.V.

A cárie dentária e o seu diagnóstico

ScienciaScripts

Cover image: www.ingimage.com

This book is a translation from the original published under ISBN 978-3-659-66749-7.

Publisher:
Sciencia Scripts
is a trademark of
Dodo Books Indian Ocean Ltd. and OmniScriptum S.R.L publishing group

120 High Road, East Finchley, London, N2 9ED, United Kingdom
Str. Armeneasca 28/1, office 1, Chisinau MD-2012, Republic of Moldova, Europe
Printed at: see last page
ISBN: 978-620-8-20228-6

ÍNDICE

CAPÍTULO 1. INTRODUÇÃO

A cárie dentária é uma doença microbiana infecciosa crónica que resulta na destruição da estrutura dentária, o que também pode levar à perda da função mastigatória e ao aspeto não estético dos dentes. Mais tarde, pode resultar em infecções pulpares com dor debilitante grave que requer terapia endodôntica ou extração dentária.[1]

A cárie dentária é uma palavra latina que significa apodrecimento (ou) podridão e é causada por uma interação complexa de microrganismos orais na placa dentária, dieta e uma vasta gama de factores do hospedeiro que vão desde factores ambientais a respostas genéticas e bioquímicas/imunológicas do hospedeiro.[2]

A cárie dentária é também a doença crónica mais prevalente que afecta a raça humana. Quando ocorre, as suas manifestações persistem ao longo da vida. Afecta pessoas de ambos os sexos, de todas as raças e de todos os estatutos socioeconómicos de todos os grupos etários.[3]

Há quase cem anos, um notável dentista americano, ***o Dr. G. V. Black,*** aprofundou o problema da cárie dentária. Escreveu extensivamente sobre a patologia da doença (Black, 1908) e, com base nas suas observações, lançou as bases para o tratamento operatório da cárie dentária.[4]

Escreveu: "O divórcio completo entre a prática dentária e os estudos da patologia da cárie dentária, que existia no passado, é uma anomalia na ciência que não deve continuar. Tem a tendência aparente de tornar os dentistas apenas mecânicos"[4]

Há mais de um século que muitos investigadores no domínio da medicina dentária estudam vários aspectos dos problemas da cárie dentária. Apesar deste extenso trabalho, muitos aspectos da etiologia ainda estão a ser observados e os esforços de prevenção têm sido parcialmente bem sucedidos.

A cárie dentária pode provavelmente ser considerada como uma doença da civilização moderna, uma vez que o homem pré-histórico raramente sofria desta forma de destruição dentária. Não há evidência de cárie dentária nos relativamente poucos dentes encontrados nos fragmentos de crânio dos nossos antepassados diretos mais antigos conhecidos, o Pithecanthropus. Os estudos antropológicos de ***Van B Hosek*** revelaram que os crânios dolicocefálicos de homens do período pré-neolítico (12.000 a.C.) não apresentavam cáries dentárias. Mas os crânios de homens braquicefálicos do período neolítico (12.000-3000 a.C.) tinham dentes cariados.[3]

As mudanças na dieta durante o século XVII, principalmente o aumento do refinamento e o maior uso de sacarose, à medida que os açúcares se tornaram mais disponíveis, são considerados os principais responsáveis pelo desenvolvimento do padrão moderno de cárie. Os direitos de importação sobre o açúcar na Grã-Bretanha começaram a ser removidos em 1845 e foram completamente eliminados em 1875, um período durante o qual a gravidade da cárie aumentou muito.

thNo final do século XVIII, a cárie dentária estava bem estabelecida como uma doença epidémica de proporções maciças na maioria dos países desenvolvidos. Em 1913, ***Wallance*** referiu que a cárie dentária pode ser considerada como uma maldição da civilização.[3]

A cárie dentária não é um simples processo de desmineralização, mas caracteriza-se por períodos alternados de destruição e paragem (ou) mesmo reparação, quando a destruição predomina a doença progride. Por outras palavras, é um processo de desmineralização e remineralização.

Atualmente, os médicos utilizam informações visuais, tácteis e radiográficas para detetar alterações nos tecidos duros dentários. Utilizando a tecnologia emergente, os médicos poderão detetar lesões de cárie dentária incipientes em fases mais precoces do que as manchas brancas clinicamente visíveis. A cárie dentária é um processo dinâmico que, nas suas fases iniciais, é reversível e, mesmo nas fases mais avançadas, pode ser travado. No entanto, para que qualquer terapia seja eficaz, o diagnóstico precoce é fundamental.

Alguns dos métodos de diagnóstico alternativos mais recentes, tais como a transiluminação por fibra ótica (FOTI), a fluorescência quantitativa induzida por luz (QLF), as medições da condutância eléctrica, a radiografia digital direta, a fluorescência e os ultra-sons, podem constituir ferramentas eficazes no diagnóstico de lesões precoces de cárie dentária.

CAPÍTULO 2. HISTÓRIA

Há milhares de anos, os Sumérios e os Chineses apresentaram o verme como a causa da doença. Os fósseis dos primeiros antepassados do homem mostraram a incidência de cáries nos mesmos. Os egípcios estavam mais preocupados com o tratamento e começaram a compor receitas e a colocar obturações para tratar os estragos da cárie e o aumento da cárie na população egípcia, que se pensava coincidir com a substituição do trigo por outros cereais na sua dieta.[3]

Séculos mais tarde, registou-se um aumento das cáries durante a ocupação romana da Europa, provavelmente devido ao aumento da utilização de alimentos cozinhados. No entanto, o aumento não foi nada comparado com o aumento dramático das cáries dentárias desde a idade média até à década de 1950.

De facto, na década de 1950, a cárie dentária tinha atingido proporções epidémicas, afectando 90% a 95% da população do mundo desenvolvido.

A história da cárie dentária ao longo do segundo milénio pode ser dividida em dois períodos distintos.

A primeira, que durou mais de 900 anos e pode ainda estar em curso, é a *era da "observação"*.

A segunda, que desenvolveu e revolucionou a nossa compreensão da causa e do tratamento de todas as doenças, é a *era "científica"*.

Durante a era observacional, existiam várias teorias sobre a razão pela qual a cárie dentária se desenvolve. No entanto, uma teoria que se baseia em "dados observacionais e experimentais" limitados foi a ***teoria químico-parástica (Miller 1883).*** Os factores dietéticos ou "constitucionais" ou nutricionais também foram associados à cárie dentária ***(Wallace, 1913; Richardson, 1914).*** Durante o final do século XIX, os clínicos americanos começaram a relatar a epidemia de cárie dentária. O aumento da cárie dentária foi mais notório entre os americanos afluentes, urbanos e brancos.[2]

CAPÍTULO 3. DEFINIÇÃO DE CÁRIE DENTÁRIA

A cárie dentária é um processo que provoca a desmineralização progressiva do componente inorgânico do dente, acompanhada pela desintegração da porção orgânica. ***(Glossário de Dentisteria Operatória, 1983)***

SHAFER:

A cárie dentária é uma doença microbiana dos tecidos calcificados dos dentes, caracterizada pela desmineralização dos tecidos inorgânicos e pela destruição da substância orgânica do dente.

STURDEVENT:

A cárie dentária é uma doença microbiológica infecciosa dos dentes que resulta na dissolução e destruição localizadas dos tecidos calcificados.

G.NETTLEMAN:

A cárie dentária é a doença produzida pelos produtos finais do metabolismo de certos microrganismos que resulta na dissolução dos componentes inorgânicos do esmalte, da dentina e do cemento e na degradação da sua estrutura orgânica .

DEFINIÇÃO DE RADIKE UTILIZADA NOS INQUÉRITOS EPIDEMIOLÓGICOS NACIONAIS SOBRE A CÁRIE:

Um dente cariado é um dente que apresenta resistência à remoção de um explorador dentário afiado da superfície de um dente, mediante a aplicação de uma pressão moderada.

OMS (Organização Mundial de Saúde):

A cárie dentária é definida como um processo patológico localizado, pós-eruptivo, de origem externa, que envolve o amolecimento dos tecidos duros do dente e que prossegue para a formação de uma cavidade.

T M. ROBERTSON:

É uma doença microbiana infecciosa dos dentes que resulta na dissolução e destruição localizada dos tecidos calcificados.

CAPÍTULO 4. CLASSIFICAÇÃO DA CÁRIE DENTÁRIA

A classificação baseia-se na aparência clínica, radiográfica e histológica do processo de cárie e, nalguns casos, no envolvimento de um determinado dente, grupo de dentes ou superfície dentária.[4,5,6]

1. Dependendo da origem:

(a) A cárie in***cipiente, inicial ou primária,*** definida como o primeiro ataque à superfície do dente, é o início da atividade da cárie e a lesão é evidente como uma área branca e opaca na superfície do esmalte, a cárie incipiente só é visível quando a superfície do dente está seca, normalmente observada nas superfícies faciais e linguais dos dentes, e quando o esmalte está hidratado, a cárie incipiente desaparece parcial ou totalmente, a textura da superfície não é alterada e não é detetável pelo exame tátil com um explorador. Nesta fase, a lesão encontra-se em estado reversível, podendo ser remineralizada desde que sejam tomadas medidas de higiene oral adequadas e a placa bacteriana seja removida e controlada.

***(b) Uma lesão recorrente ou secundária* -** Cárie sob ou à volta das margens ou paredes circundantes de uma restauração existente - é sugestiva de um selamento inadequado entre o dente e a restauração, onde a microinfiltração pode ocorrer, predispondo ao desenvolvimento de cárie.

***(c) Cárie residual* -** Cárie que não é removida durante um procedimento de restauração, mas que pode ser deixada intencionalmente, por negligência ou por acidente pelo operador.

2. Em função da rapidez dos progressos:

***(a) Cárie aguda ou galopante* -** É um processo de invasão rápida que geralmente envolve vários dentes. Se não for tratada, a cárie aguda pode causar um envolvimento pulpar precoce. As lesões são de cor amarela clara, moles e altamente infecciosas. Ex: Cárie galopante, cárie do biberão.

***(b) Cáries crónicas* -** que são de profundidade variável, de longa duração, de início e propagação mais lentos. As lesões podem estar presentes apenas em alguns locais da boca e são duras, de cor castanha escura a preta.

(c) Cárie ***parada* -** Cárie que se torna estática ou estacionária e não mostra qualquer tendência para uma maior progressão devido a alterações no ambiente local. As lesões têm um aspeto escuro, são difíceis de tocar e aparecem mesmo quando o dente está seco ou molhado.

3. Consoante o local:

(a) Cáries de fossas e fissuras

As que têm origem nas fossas e fissuras que se encontram nas superfícies linguais dos dentes anteriores superiores e nas superfícies vestibulares, linguais e oclusais dos dentes posteriores.

A prevalência mais elevada de todas as cáries dentárias.

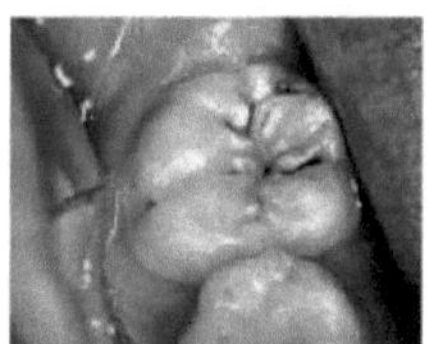

Figura 1: Cáries de fossas e fissuras

Aqui, a cárie começa como uma pequena penetração pontual no fundo da fossa e da fissura, e a partir daqui espalha-se ao longo das hastes de esmalte até à JDE. Ao atingir a JDE, a cárie espalha-se lateralmente na junção e depois penetra em direção à polpa através dos túbulos dentinários. A representação diagramática da cárie de fossa e fissura pode ser vista como dois cones, base a base, com o ápice do cone de esmalte no ponto de entrada no esmalte e o ápice do cone de dentina em direção à polpa.

Devido à sua origem pontual, a cárie será visível clinicamente em estágios iniciais até que a cárie se espalhe amplamente, minando o esmalte, no qual a lesão é vista como uma descoloração azulada do dente ou como uma cavitação após a perda de esmalte sem suporte.

(b) Cáries de superfície lisa

As lesões cariosas localizadas noutras superfícies que não as fossas e fissuras, mas em superfícies relativamente lisas do dente, são classificadas como cáries de superfície lisa.

A cárie de superfície lisa envolve inicialmente uma área maior de esmalte na sua superfície externa. A cárie então se espalha ao longo das hastes de esmalte até a junção dentária. Na junção, espalha-se lateralmente e em direção à polpa através dos túbulos dentinários. A representação diagramática da cárie de superfície lisa pode ser vista como dois cones, com o ápice de cada cone a apontar para a polpa.

O ápice do cone de esmalte entra em contacto com a base do cone de dentina. As superfícies de esmalte proximais imediatamente gengivais à área de contacto são mais susceptíveis à cárie, uma vez que estas áreas estão fisicamente protegidas e relativamente livres dos efeitos da mastigação, dos movimentos da língua e do fluxo salivar.

As lesões de superfície lisa podem ainda ser subdivididas em:

- Interproximal, ocorrendo nos pontos de contacto mesial ou distal,

- Cervical, ocorrendo na superfície vestibular ou lingual perto da junção dentina-esmalte.

Cárie proximal - É uma zona suscetível. Esta região estende-se desde o ponto de contacto até à altura da margem gengival livre. Aumenta com a recessão do osso alveolar e dos tecidos gengivais. Cáries faciais, bucais e linguais.

Note-se o esmalte uniforme que rodeia cada lesão radiolúcida.

(c) Cárie da superfície da raiz: Também designada por cárie senil ou cimentar. Começa nas superfícies radiculares do dente que foram expostas ao ambiente oral e cobertas com placa bacteriana durante algum tempo. Aqui, a progressão da cárie é rápida, pelo que deve ser detectada e verificada a tempo.

A cárie da superfície radicular é mais comum em pacientes mais velhos devido à disponibilidade de nicho e a outros factores por vezes associados à senescência, como a diminuição do fluxo salivar e uma higiene oral deficiente devido a uma menor destreza digital e a uma menor motivação.

As cáries com origem na raiz são mais alarmantes porque:

(1) Progressão comparativamente rápida. (2) Frequentemente assintomático (3) Mais próximo da polpa (4) Mais difícil de restaurar.

4. De acordo com a trajetória da cárie dentária;

(a) Cárie anterior ou cárie - Quando a cárie começa no esmalte e depois envolve a dentina, ou seja, quando a cárie no esmalte é maior do que na dentina.

(b) Cárie para trás ou cárie - Sempre que a propagação da cárie ao longo da junção dentino-esmalte excede o cone de cárie no esmalte, a cárie estende-se para o esmalte a partir da junção.

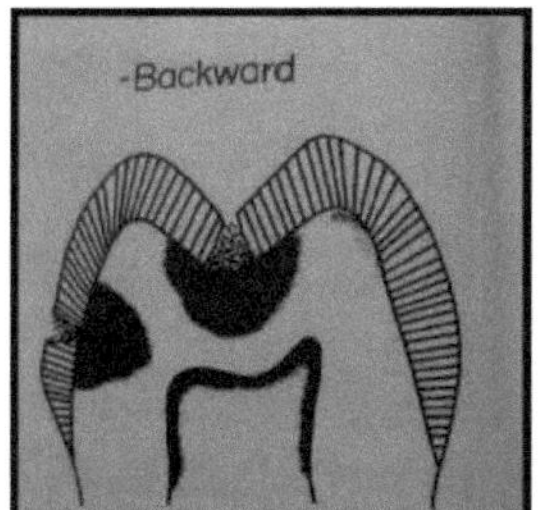

Figura 2: Via de progressão da lesão de cárie

5. Dependendo da idade do paciente:

Bebé (chupeta ou biberão) Cáries:

Numerosos relatórios de Pediatras e Pedodontistas descrevem um tipo de cárie dentária que progride rapidamente e que afecta os dentes primários das crianças, normalmente durante os primeiros 2 anos de vida e logo no primeiro ano. Nas crianças com cáries infantis, existe uma distribuição única da cárie dentária.

Os 4 incisivos anteriores maxilares são os primeiros a ser afectados, pois estes dentes estão anatomicamente posicionados na boca de forma a serem mais frequentemente banhados pela alimentação. Se não for controlada, a cárie pode estender-se aos molares maxilares e mandibulares. Inicialmente, os dentes anteriores inferiores podem não ser afectados devido ao ambiente protetor das secreções salivares e à ação de limpeza da língua.

As cáries infantis são mais frequentemente observadas em crianças com uma história alimentar invulgar, como a ingestão frequente de xarope, mel ou sacarose ou a utilização de uma chupeta mergulhada em mel ou outros adoçantes.

Tem sido referido que a amamentação nocturna prolongada e sem restrições pode resultar num aumento das taxas de cárie.

Cárie do Adolescente: As caraterísticas deste tipo de cárie são

1. Lesões em dentes e superfícies que são relativamente imunes à cárie.

2. Abertura relativamente pequena no esmalte, com extensa destruição do esmalte

3. Penetração rápida do esmalte e envolvimento extensivo da dentina

4. A rápida progressão da lesão que não permite uma reparação pulpar eficaz.

5. Resposta com pouca ou nenhuma dentina secundária

Cáries senis:

Isso ocorre durante a velhice. Isto pode dever-se à redução da secreção salivar ou à exposição das raízes na sequência de recessão gengival.

6. Dependendo das superfícies do dente envolvidas como;

(a) Lesão cariosa simples - Envolvendo apenas uma superfície do dente.

(b) Lesão cariosa composta - Envolvendo duas superfícies de um dente.

(c) Lesão cariosa complexa - Envolvendo três ou mais de três superfícies.

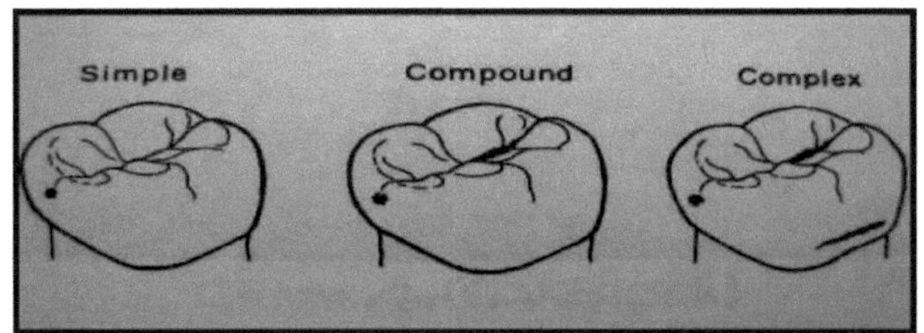

Figura 3: Cárie dentária envolvendo as superfícies do dente

O bem conhecido método de classificação de cáries **de G.V. Black** e também **a** nova classificação de cavidades **de Graham.J. Mount** para Dentisteria Operatória baseiam-se em considerações morfológicas.

7. Classificação baseada no tratamento e conceção de restauração de G.V. Black:

(a) Classe I - Lesão de cárie.

A cárie começa em defeitos estruturais dos dentes, ou seja, fossas, fissuras e sulcos (dentes anteriores e posteriores)

Localizações - Superfícies oclusais de pré-molares e molares.

- 2/3 oclusais das superfícies vestibular e lingual de molares e pré-molares
- Cáries encontradas nas superfícies proximais dos bicoides e molares.

(b) Classe II - Lesão de cárie.

-Por ***G V Black*** - Lesões de cárie de classe I que envolvem a oclusão e uma ou ambas as superfícies mesial ou distal de um dente e são designadas por: MO, DO ou MOD.

(c) Classe III - Lesão de cárie.

-Cáries encontradas nas superfícies proximais dos dentes anteriores que não envolvem o ângulo incisal.

-Por ***Black*** - A cavidade pode ocorrer na superfície mesial e distal de qualquer incisivo/cúspide.

(d) Classe IV - Lesão de cárie.

- Encontrada nas superfícies proximais dos dentes anteriores envolvendo o ângulo incisal.

(e) Classe V - Lesão de cárie.

- Cáries encontradas no terço gengival das superfícies facial e lingual dos dentes anteriores e posteriores.

- Podem ocorrer tanto na superfície facial como na lingual; no entanto, a ocorrência predominante destas lesões é adjacente ao lábio e às bochechas e não à língua.

(f) Classe VI- Lesão de cárie (modificação *de Simon*)

- Cáries nas cúspides oclusais dos dentes posteriores e nos bordos incisais dos dentes anteriores

- Também se encontra nos pré-molares, caninos e pontas das cúspides dos molares

8. Dependendo do envolvimento dos tecidos;

(a) Cárie de esmalte - Cárie que envolve o esmalte.

(b) Cárie dentária - Cárie que envolve a dentina.

(c) Cárie cementária (cárie radicular) - Cárie que envolve o cemento.

9. Classificação da lesão de cárie por tamanho e localização: *Graham J Mount*[5] : A explicação dos tamanhos são:

'1'- Envolvimento mínimo da dentina, o tratamento é feito apenas por remineralização.

'2'- Envolvimento moderado da dentina. Tratamento por preparação da cavidade. A estrutura dentária remanescente é suficientemente forte para suportar a restauração.

'3'- O tamanho está aumentado para além do tamanho moderado. A cavidade precisa de ser ampliada para que a restauração possa ser concebida de modo a proporcionar apoio e proteção à estrutura dentária remanescente.

'4'- Já ocorreu uma cárie extensa com perda maciça de estrutura dentária.

10. Classificação das lesões de cárie proposta pelo Dr. Vimal Sikri.[6]

Classe 1: DIVISÃO 1 -Cavidades envolvendo fossas e fissuras das superfícies oclusais.

DIVISÃO 2 -Cavidades envolvendo fossas vestibulares e linguais de dentes anteriores e posteriores.

Classe 2: DIVISÃO 1- Cavidades que envolvem uma das faces proximais dos dentes posteriores

DIVISÃO 2- Cavidades que envolvem ambas as superfícies proximais dos dentes posteriores.

Classe 3: DIVISÃO 1- Cavidades que envolvem uma superfície proximal de dentes anteriores.

DIVISÃO 2- Cavidades envolvendo ambas as superfícies proximais dos dentes anteriores.

Classe 4: DIVISÃO 1- Cavidades no terço cervical das faces labial e lingual de todos os dentes.

DIVISÃO 2- Cavidades nos ângulos das linhas labial e lingual de todos os dentes.

Classe 5: DIVISÃO 1- Cavidades nas faces vestibulares dos dentes anteriores, com exceção do terço cervical.

DIVISÃO 2 - Cavidades nas superfícies linguais dos dentes anteriores, com exceção das fossas e do terço cervical.

Classe 6: DIVISÃO 1- Cáries nas pontas incisais.

DIVISÃO 2- Cavidades nas pontas das cúspides oclusais.

11. Classificação radiográfica da cárie dentária:

A. A lesão interproximal incipiente estende-se a menos de metade da espessura do esmalte. O termo incipiente significa que está a começar a existir ou a aparecer. Uma lesão incipiente é observada apenas no esmalte.

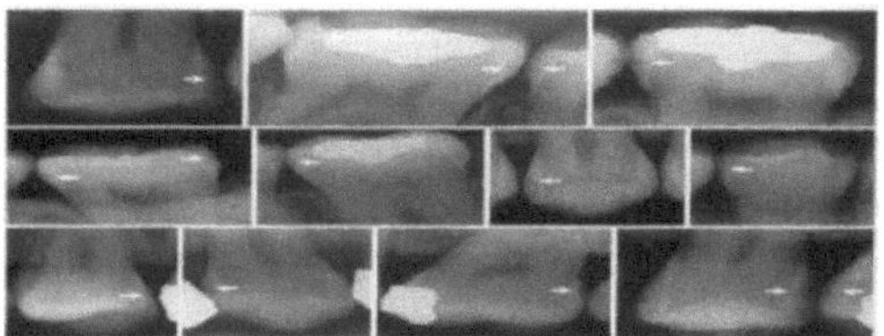

Figura 4: Cárie proximal incipiente

B. Lesão interproximal moderada: estende-se mais de metade da espessura do esmalte, mas não envolve o DEJ. Uma lesão moderada é observada apenas no esmalte.

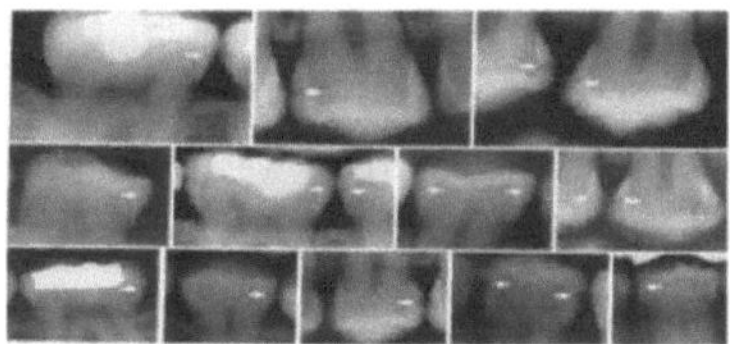

Figura 5: Cárie de esmalte interproximal moderada

C. Lesão interproximal avançada: estende-se até à JDE ou atravessa a JDE e entra na dentina, mas não se estende através da dentina mais de metade da distância em direção à polpa. Uma lesão avançada afecta tanto o esmalte como a dentina.

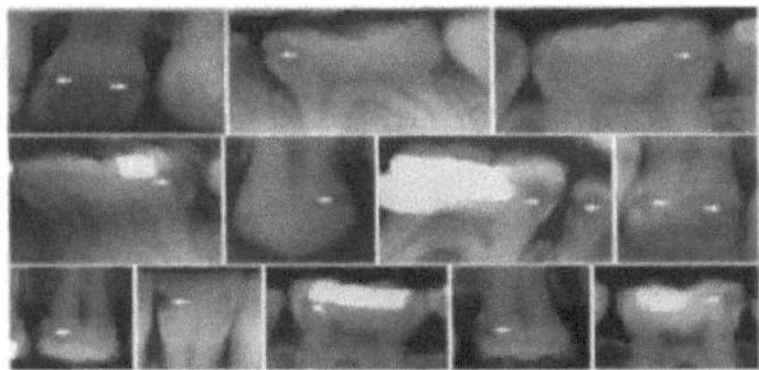

Figure 6: Advanced interproximal enamel caries

12. Sistema da Organização Mundial de Saúde (O.M.S.):[2]

Nesta classificação, a forma e a profundidade da lesão de cárie podem ser classificadas numa escala de quatro pontos.

D1 - Lesões de esmalte clinicamente detectáveis com superfícies intactas (não cavitadas).

D2 - Cáries clinicamente detectáveis limitadas ao esmalte.

D3 - Cavidades clinicamente detectáveis na dentina.

D4 - Lesões que se estendem para a polpa.

CAPÍTULO 5. EPIDEMIOLOGIA DA CÁRIE DENTÁRIA

A utilização de métodos epidemiológicos para identificar grupos de alto risco de cárie diz respeito principalmente a estimativas da medida em que o estado de cárie dentária de um indivíduo num determinado momento pode prever o seu estado de cárie num futuro qualquer.[7,8,9]

1) DEMOGRAFIA: A Demografia é o ramo da Antropologia que se ocupa das condições de vida das comunidades de pessoas. Os temas considerados são a idade, o sexo, o estatuto socioeconómico, os grupos étnicos e a higiene oral.

A)IDADE: acreditava-se geralmente que a cárie dentária era essencialmente uma doença da infância. No entanto, Dunning, em 1980, relatou que estão a acumular-se provas de que os adolescentes mais velhos têm mais superfícies de DMF nos dentes do que os adolescentes mais novos. Os dentes afectados e as superfícies afectadas dos dentes são maiores nos grupos etários dos 17 - 19 e 20 - 24 anos do que nos grupos etários mais velhos. O índice DMF não é, no entanto, uma boa medida da cárie dentária em adultos devido ao número crescente de dentes extraídos por outras razões que não a cárie.

B)SEXO: A erupção mais precoce dos dentes no sexo feminino tem sido apontada como a razão para a maior incidência de cáries nos dentes permanentes. Pelo contrário, a cárie nos dentes decíduos é maior no sexo masculino. Esta diferença de tempo é particularmente significativa durante os anos de formação, uma vez que se demonstrou que os dentes são extremamente susceptíveis à cárie dentária imediatamente após a erupção.

C)RAÇA: Os negros e os brancos americanos, vivendo nas mesmas áreas geográficas e em condições semelhantes, indicam que os negros têm menos lesões de cárie do que os brancos. Há provas que indicam que os negros, os chineses e os indianos orientais têm consideravelmente menos cáries do que os brancos americanos; os ingleses têm dentes terrivelmente pobres e maior incidência de cáries do que os italianos, russos e chineses.

D)ESTATUTO SOCIOECONÓMICO: Existem poucas dúvidas de que as práticas alimentares e de saúde são afectadas pelo rendimento, educação e ambiente social e que as alterações no modo de vida das pessoas ou nas diferentes classes sociais e educação afectarão a prevalência da cárie dentária. Os indivíduos de baixo estatuto socioeconómico tendem a ser mais propensos à cárie dentária do que os de estatuto socioeconómico elevado, devido à sua incapacidade de pagar os aspectos preventivos e de tratamento da cárie dentária.

E) FAMILIAR: O modo de vida, a dieta e as atitudes de uma família terão um efeito no nível de cárie dentária que os membros da família terão. Os irmãos de indivíduos com elevada suscetibilidade à cárie também são geralmente activos em termos de cárie, enquanto os irmãos de indivíduos sem cárie terão geralmente poucas cáries. Os filhos de pais com baixa experiência de cárie também tendem a ter baixa cárie, o inverso é verdadeiro para crianças com pais com alta taxa de cárie.

F) GRUPO ÉTNICO: Em parte devido aos diferentes estilos de vida, os diferentes grupos étnicos podem ter diferentes experiências de cárie. Perkins encontrou uma diferença significativa na incidência de cáries dentárias entre as crianças asiáticas e as crianças de outros grupos em Londres.

G)HIGIENE ORAL: A falta de higiene oral é amplamente considerada como um fator de risco no início da cárie dentária.

A maioria das pessoas com elevados padrões de higiene oral tem uma menor incidência de cáries dentárias sem a participação de cuidados dentários profissionais.

H)CONDIÇÕES SISTÉMICAS: A presença de doenças ou anomalias sistémicas pode afetar direta ou indiretamente (como efeito secundário do tratamento) a incidência de cáries dentárias. A xerostomia causada por uma variedade de factores, tais como medicamentos, irradiação das glândulas e diabetes mellitus, pode provocar um aumento da incidência de cáries dentárias. Do mesmo modo, outras doenças, como a fibrose quística e a fenilcetonúria, que requerem regimes alimentares e estilos de vida específicos, também podem afetar a incidência de cáries. ***Roberts e Robbers***[9] descobriram que a administração crónica de xaropes adoçados com sacarose a crianças conduz a um aumento da incidência de cáries. Assim, foram discutidos os efeitos secundários dentários do tratamento da doença principal e foram defendidos os adoçantes não cariogénicos.

2) FORMA E DISPOSIÇÃO DOS DENTES:[9]

A)A variação na forma e disposição dos dentes são os factores que podem influenciar o desenvolvimento da cárie. As variações no número de dentes geralmente não afectam o risco de cárie, à exceção da hiperdontia, que, criando locais de retenção de alimentos e placa bacteriana, pode favorecer o desenvolvimento de cárie. Da mesma forma, variações no tamanho geralmente não afetam o risco de cárie. No entanto, variações de forma, particularmente de fissuras, podem resultar num maior risco de cárie dentária.

B) As fossas e fissuras dos molares são locais de alto risco de cárie. Vários investigadores encontraram uma relação entre a forma das fissuras e a prevalência de cáries. A capacidade da fissura para reter placa bacteriana tem sido considerada o fator chave no desenvolvimento de cáries de fissura. Com o aumento da idade, a abrasão da superfície oclusal pode levar à diminuição da altura das cúspides e da profundidade das fissuras e, com este fenómeno, os locais de retenção de alto risco podem desaparecer.

C) As anomalias oclusais podem promover a retenção da placa bacteriana e promover ou influenciar o desenvolvimento de cáries.

D) A relação entre raça e risco de cárie é indireta e pode ser influenciada pelo tamanho, forma e disposição dos dentes. O sulco palato-gengival nos incisivos superiores entre chineses e indianos orientais, que pode atuar como áreas de retenção para a acumulação de bactérias e levar ao desenvolvimento de cáries dentárias.

3. GRAVIDEZ E LACTAÇÃO:[9] Convém lembrar que não existe um mecanismo para a retirada fisiológica de cálcio dos dentes como existe do osso, de modo que um featus em desenvolvimento não pode calcificar à custa dos dentes da mãe.

É observação clínica comum que uma mulher nas últimas fases da gravidez ou pouco depois do parto manifeste um aumento significativo da atividade de cárie. Em quase todos os casos, um interrogatório minucioso revela que a mulher negligenciou os seus cuidados orais habituais devido à pressão de outras tarefas inerentes ao nascimento do bebé. Assim, o aumento da incidência de cáries, embora indiretamente devido à gravidez, pode na realidade ser um problema local de negligência.

CAPÍTULO 6. ETIOLOGIA DA CÁRIE DENTÁRIA

TEORIAS ANTIGAS DA ETIOLOGIA DA CÁRIE:[7,9]

1. Teoria do verme:

Segundo um antigo texto sumério, a dor de dentes era causada por um verme que "bebia o sangue dos dentes e se alimentava das raízes da mandíbula". Estima-se que esta lenda dos vermes remonte a 5000 a.C., o que é comprovado pela descoberta de tabuletas de argila.

Os antigos chineses de 1000 a.C. também acreditavam que os vermes eram invasores da boca. Esta ideia já foi universalmente aceite e o tratamento era defendido por chineses e egípcios. Para estes vermes bucais, recomendava-se a fumigação com sementes de cebola e sanguessuga. A ideia de que a cárie é causada por vermes era universal, como se pode ver nos escritos de Homero, que faz referência aos vermes como causa da dor de dentes.

2. Teoria humoral:

Os médicos gregos antigos propuseram que a cárie dentária é produzida pela ação interna de ácidos e humores corrosivos. Os quatro fluidos elementares do corpo - sangue, fleuma, bílis negra e bílis amarela - correspondem aos quatro humores - sanguíneo, fleumático, melancólico e colérico.

3. Vitaltheory:

Hipócrates, Celsus, Galeno e Avicena propuseram que a cárie dentária tinha origem, tal como a gangrena óssea, no interior do próprio dente. Esta teoria, proposta no final do século XVIII, permaneceu dominante até meados do século XIX. Um tipo de cárie clinicamente bem conhecido é caracterizado por uma penetração extensa na dentina, e até mesmo na polpa, mas com uma fissura ou um entalhe pouco detetável.

4. Teoria química:

Parmly, rebelou-se contra a teoria vital e propôs que um agente "Chymal" não identificado era responsável pela cárie. Afirmou que a cárie começava na superfície do esmalte em locais onde o alimento se putrefazia e adquiria poder de dissolução suficiente para produzir a doença quimicamente.

Robertson e Regnart apoiaram a teoria química, propondo que a cárie dentária era causada pela formação de ácido por fermentação de partículas de alimentos à volta dos dentes, e também realizaram experiências com diferentes diluições de ácidos orgânicos (como o sulfúrico e o nítrico) e verificaram que corroíam o esmalte e a dentina.

5. Teoria parasitária:

Em 1843, ***Erdl*** descreveu os parasitas filamentosos como responsáveis pela cárie dentária. Mais tarde, ***Ficnus***, em 1847, atribuiu a cárie dentária aos "denticolae", o termo genérico que propôs para os microrganismos relacionados com a cárie.

Todas estas teorias, embora em tempos universalmente aceites, são agora obsoletas.

Teorias iniciais da etiologia da cárie:

1. Teoria quimio-parasitária:

L. Pasteur descobriu que os microrganismos transformam o açúcar em ácido lático através da fermentação.

William D. Miller[7] apresentou a teoria quimio-parasitária que teve um efeito profundo na compreensão da etiologia da cárie. O material alimentar com hidratos de carbono alojado entre e nas superfícies dos dentes é a fonte do ácido. O esmalte é destruído pelo ácido produzido pela fermentação dos açúcares e o esmalte desintegrado é subsequentemente removido mecanicamente pelas forças de mastigação. O significado das observações ***de Miller*** é que ele atribuiu um papel essencial a três factores no processo de cárie: - microrganismos orais na produção de ácido e na proteólise, substrato de hidratos de carbono que os microrganismos fermentam e o ácido que causa a dissolução da estrutura dentária.

Miller utilizou uma flora microbiana mista de saliva e hidratos de carbono para demonstrar a destruição dos dentes, in vitro. Concluiu que a cárie não era causada por uma única espécie de microrganismos, mas estava relacionada com uma atividade microbiana múltipla que envolvia a produção de ácido e a degradação de proteínas. Ele acreditava que nenhuma espécie de microrganismo é capaz de produzir ácido e digerir proteínas.

Isto levou à teoria quimio-parasitária que inclui

1. Descalcificação ou amolecimento dos tecidos dentários.

2. Dissolução dos resíduos amolecidos.

A investigação moderna demonstrou, sem margem para dúvidas, que os ácidos estão envolvidos na cárie, como evidenciado pela diminuição do p^H após um enxaguamento com um substrato adequado para a fermentação bacteriana.

As críticas à teoria quimioparasitária de Miller não foram capazes de explicar a predileção de locais específicos num dente para a cárie dentária. O início da cárie em superfícies lisas não era explicado por esta teoria. O conceito de que a placa dentária adere aos dentes e serve para localizar a atividade enzimática bacteriana só foi proposto em 1897 por Williams. No entanto, em 1898, Miller, um discípulo de Koch que era um ávido defensor da etiologia bacteriana específica das doenças infecciosas, trabalhou com culturas mistas de saliva e com técnicas que não tentavam determinar os tipos de organismos presentes.[8]

A teoria ***de Miller*** não explica porque é que algumas populações não têm cáries. O fenómeno da cárie parada não é explicado pela teoria químico-parasitária. Miller acreditava que em algumas condições sistémicas os sais inorgânicos dentro de um dente poderiam ser retirados e que as ligações orgânico-inorgânicas seriam enfraquecidas. Ele não produziu qualquer prova experimental de que o dente está sujeito a tais influências sistémicas.

2. Teoria proteolítica:

O dente humano contém apenas 1,5%-2,0% de material orgânico. Destes, 0,3 a 0,4% são proteínas. De acordo com a teoria proteolítica, o componente orgânico é mais vulnerável e é atacado por enzimas hidrolíticas de microorganismos. Isto precede a perda da fase inorgânica.

Pincus acreditava que os organismos proteolíticos atacavam e destruíam primeiro a membrana de Nasmyth e outras proteínas do esmalte e depois destruíam as bainhas dos prismas do esmalte. Os prismas soltos cairiam então mecanicamente. Até à data, ninguém demonstrou com sucesso, em condições fisiológicas, uma perda significativa de tecido de esmalte através da atividade proteolítica.[7]

O esmalte é um tecido altamente estruturado e a acessibilidade do material orgânico à ação enzimática antes da descalcificação é restrita. O esmalte pode ser dissolvido em condições fisiológicas apenas por desmineralização com ácidos, agentes quelantes ou complexantes. Embora a proteólise da matriz orgânica da dentina possa, de facto, ocorrer após a desmineralização, não existe evidência satisfatória que sustente que o ataque inicial ao esmalte seja proteolítico. De facto, os estudos gnotobióticos mostram que a cárie pode ocorrer na ausência de organismos proteolíticos. Assim, a proteólise para o início da cárie dentária não é apoiada, mas o seu papel na progressão da lesão cariosa mais avançada não pode ser excluído.[7]

3. Teoria da proteólise-quelação:

A palavra "quelato" deriva da palavra grega "Chele", que significa garra, e refere-se a compostos capazes de ligar iões metálicos, como o cálcio, o ferro, o cobre, o zinco e outros metais, através de ligações de valência secundária. Os quelatos resultantes são não-iónicos e geralmente solúveis.

De acordo com esta teoria, a quelação é a cárie dentária através da qual os componentes inorgânicos do esmalte podem ser removidos a um pH neutro ou alcalino[H] . Esta teoria considera a cárie dentária como uma destruição bacteriana dos dentes, em que o ataque inicial é feito aos componentes orgânicos do esmalte e os produtos de degradação desta matéria orgânica têm propriedades quelantes e, por conseguinte, dissolvem o esmalte. Isto resulta na formação de substâncias que podem formar quelatos solúveis com o componente mineralizado do dente, descalcificando assim o esmalte a um pH neutro ou mesmo alcalino. O esmalte também contém componentes orgânicos que podem ser susceptíveis ao ataque bacteriano e atuar como quelantes, que por sua vez atacam o conteúdo inorgânico do dente e o descalcificam. Assim, tanto os constituintes orgânicos como os inorgânicos do esmalte podem ser simultaneamente atacados e descalcificados.

A teoria também sugere que os microrganismos produzem uma decomposição inicial e depois libertam uma variedade de agentes complexantes, tais como aminoácidos, polifosfatos e ácidos orgânicos. Os agentes complexantes dissolvem então a apatite cristalina. Menos de 1% do esmalte maduro é de natureza orgânica e a sugestão de que este material, após a degradação, pode dar origem a uma concentração significativa de quelantes suficientes para dissolver até 96% da estrutura mineral, não tem apoio experimental. Além disso, não existem provas experimentais substanciais de que a lesão de cárie inicial resulte de uma decomposição da matéria orgânica devido a uma ação proteolítica. Embora a proteólise - quelação seja um fenómeno biológico importante, o seu papel principal na etiologia da cárie dentária não foi bem corroborado.

Outras teorias sobre a etiologia da cárie:

1. Teoria da complexação e fosforilação da sacarose (teoria da complexação e fosforilação):[12]

Eggers-Lura propôs que a própria sacarose, e não o ácido dela derivado, causa a dissolução do esmalte através da formação de sacaratos de cálcio unidos. Pode ser facilmente demonstrado que a absorção de fosfato pelas bactérias da placa bacteriana ocorre durante a glicólise aeróbica e anaeróbica e a síntese de polifosfatos. A teoria é que os sacarídeos de cálcio e os intermediários complexantes de cálcio necessitam de fosfato inorgânico, que é subsequentemente removido do esmalte por enzimas fosforilantes. Os compostos complexantes de cálcio solúveis produzidos pelas bactérias causam uma maior desintegração do dente. A saliva é uma fonte abundante de fosfato inorgânico para utilização bacteriana. Por conseguinte, é altamente improvável que a depleção de fosfato na placa bacteriana pelo metabolismo microbiano oral resulte na remoção de fosfato do esmalte.

2. Teoria autoimune:[10,11]

Burch & Jackson analisaram os dados epidemiológicos da cárie e sugeriram que os genes, em parte herdados e em parte mutacionais, determinam se um local num dente está em risco. Ao discutir esta hipótese, Jenkins salienta que a maioria dos dados em que a teoria se baseia são epidemiológicos. É duvidoso que estes dados recolhidos durante os exames clínicos de rotina sejam suficientemente precisos para uma análise matemática.

3. Teoria da Sulfatase:[10,11]

Pincus avançou com a teoria da sulfatase, segundo a qual a sulfatase bacteriana hidrolisa o "sulfato de mucoitina" do esmalte e o sulfato de condroitina da dentina, produzindo ácido sulfúrico que, por sua vez, provoca a descalcificação dos tecidos dentários. A concentração de polissacáridos sulfatados no esmalte é muito pequena e não é facilmente acessível como substrato para a degradação enzimática. Esta é uma hipótese altamente improvável para a degradação do esmalte dentário.

CAPÍTULO 7. CONCEITOS ACTUAIS DA ETIOLOGIA DA CÁRIE

***Keyes*, em 1960,** propôs uma tríade de factores para a formação de cáries.

Segundo ele, a cárie não poderia ocorrer mesmo que faltasse um dos elementos da tríade.

Propôs-o sob a forma de um **diagrama de Venn**:

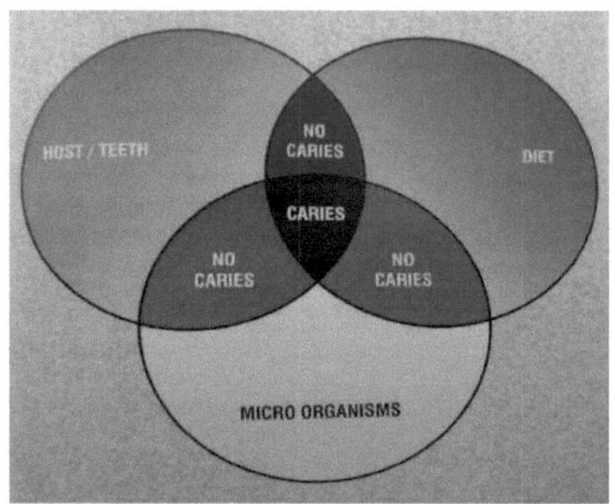

Figura 7: Diagrama de Venn de Keyes

Os conceitos actuais de etiologia da cárie acreditam que a cárie dentária é uma doença multifatorial em que existe uma interação de quatro factores perpétuos, apresentados por ***Newburn em 1978.***

1. Anfitrião.

2. Microflora.

3. Substrato (dieta).

4. Tempo.

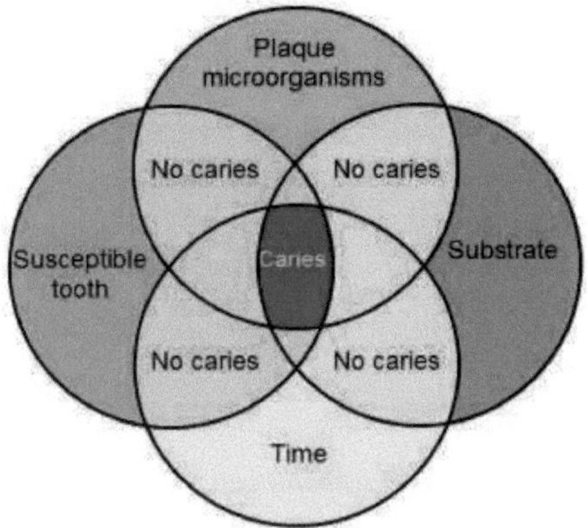

Figura 8: Diagrama de Newburn

Em 1986, *Burt* modificou o círculo de Keyes, redefinindo o conteúdo do diagrama de Venn como

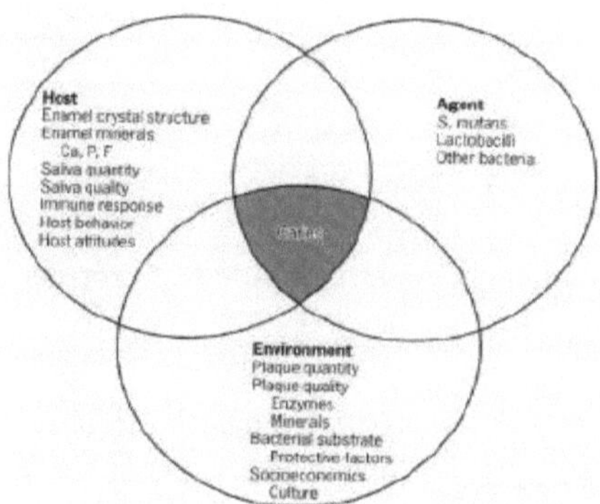

Figura 9: Diagrama de Venn de Burt

Para que a cárie ocorra, deve haver:-

1. Um hospedeiro suscetível
2. Uma placa cariogénica
3. Um substrato adequado
4. Um período de tempo suficiente

Factores de acolhimento:

Os factores de acolhimento incluem

A. Saliva

B. Dente

SALIVA

A saliva refere-se a uma mistura de secreções nos fluidos orais derivadas das glândulas salivares maiores e menores e de vestígios de exsudado gengival.[8]

Composição da saliva:[8]

Em vinte e quatro horas, é geralmente segregado cerca de um litro de saliva. Cerca de 99,5% da saliva é água e o restante é constituído por materiais sólidos.

Inorgânicos: Ca, F^-, tiocianato, I^-, Na^+ e K^+, Cl^-, bicarbonatos, chumbo, cobre cádmio.

Os principais **constituintes orgânicos** da saliva são:

Proteínas, Proteínas séricas, Proteínas com propriedades lubrificantes (mucinas), Proteínas digestivas, Fosfatase ácida, Colinesterase, Ribonuclease, Lipase, Peroxidase, Calilerina.

A água é sempre o principal constituinte da saliva.

A verdadeira casa de trabalho da boca é a saliva. Tal como o corpo depende da corrente sanguínea para fornecer nutrientes, remover resíduos e proteger as células, o esmalte dos dentes depende da saliva para realizar tarefas semelhantes.

As complexas relações orais ilustradas pela rápida destruição dos dentes nos bebés são conhecidas como cáries do biberão.

A natureza da saliva e o seu fluxo nos incisivos superiores infantis torna estes dentes altamente susceptíveis à colonização bacteriana, devido à força da gravidade e também à localização dos canais salivares, que proporciona pouco fluxo salivar para os dentes anteriores. Os nutrientes presentes no biberão funcionam simplesmente como combustível para as bactérias.

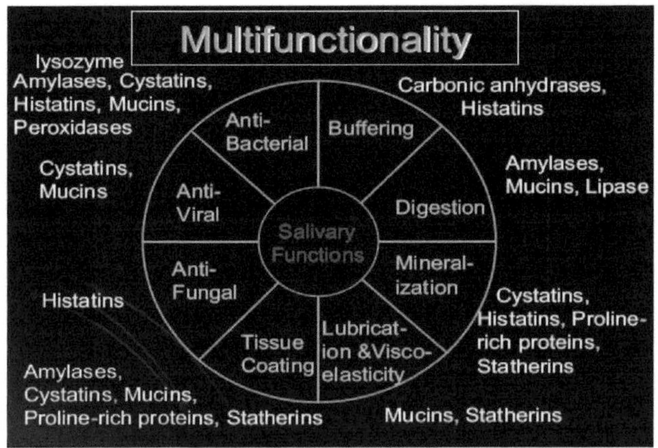

Figura 10: Funções salivares

A saliva tem muitas funções: efeito de limpeza, capacidade de tamponamento, fornecimento de um ambiente saturado de cálcio e fosfato, ação antibacteriana.

Estas caraterísticas influenciam a rapidez com que a cárie se desenvolve. Por mais importante que seja o papel da saliva na cárie dentária, ela não é um pré-requisito para o início da cárie no mesmo sentido em que os organismos, o substrato e o dente são essenciais.

A saliva desempenha um papel importante na modificação da placa bacteriana p^H na ausência de fluxo salivar normal, o p^H da placa bacteriana mantém-se a um nível baixo durante um período de tempo prolongado após a exposição a hidratos de carbono fermentáveis.

TAMPÕES: O volume e a capacidade tampão da saliva disponível para as superfícies dentárias têm um papel importante na proteção contra a cárie. A capacidade tampão da saliva é determinada principalmente pela concentração do ião bicarbonato. A capacidade tampão pode ser estimada pelo método de trituração e ajuda a reduzir o potencial de formação de ácido.

A saliva regula o crescimento e a atividade metabólica da microflora oral através de

- Manter o p^H a cerca de 6,75-7,25, temperatura de cerca de 35-36 C^O
- Contém glicoproteínas que actuam como fonte primária de hidratos de carbono, péptidos e aminoácidos para o crescimento microbiano.
- Fornece um espetro de factores de defesa do hospedeiro imune inato e específico.[7]

Atividade anti-cárie salivar:

Existe um consenso geral de que a saliva pode ser um dos mecanismos inatos contra a cárie dentária. Vários mecanismos potenciais parecem estar envolvidos.

(1) O aumento do fluxo salivar aumenta a depuração dos hidratos de carbono da cavidade oral.

(2) O bicarbonato salivar tampona os ácidos formados durante a fermentação dos hidratos de carbono na placa dentária.

(3) Os componentes salivares podem aumentar a resistência do esmalte à descalcificação ácida devido à atividade dos seus componentes fluoretados.

(4) Os componentes salivares (por exemplo, iões Ca, P & F^-) poderiam promover a remineralização subsuperficial da lesão cariosa.

(5) A saliva poderia promover a limpeza microbiana da cavidade oral, diminuindo assim a formação de placa bacteriana.

(6) Os componentes salivares podem aumentar a espessura da película adquirida antes da colonização microbiana da placa bacteriana.

A quantidade de saliva segregada num determinado período de tempo pode influenciar a incidência de cáries. Isto é especialmente evidente no caso da aplasia das glândulas salivares e da xerostomia, em que o fluxo salivar pode ser totalmente inexistente, resultando tipicamente em cáries dentárias desenfreadas.

Apesar do fluxo contínuo de saliva, a placa dentária pode acumular-se a uma taxa rápida de (10-20mg/dia) na ausência de procedimentos de higiene oral, mas a taxa rápida de acumulação de placa parece ser ainda mais rápida em doentes com xerostomia.

Xerostomia (em grego, Xeros = seco, Stoma = boca)[7,8] : Foi descrita pela primeira vez por ***Bartley*** em 1868.

A xerostomia é definida como a perceção de secura oral.

Deve-se frequentemente a uma redução das taxas de fluxo salivar das glândulas salivares maiores e menores. Os seres humanos que sofrem de diminuição ou falta de secreções salivares registam frequentemente um aumento da taxa de cáries dentárias e uma rápida destruição dos dentes. A xerostomia pode ser a consequência de uma variedade de diferentes condições patológicas humanas como

1. Sarcoidose
2. Síndrome de Sjogren
3. Radiações terapêuticas da cabeça e do pescoço.
4. Remoção cirúrgica das glândulas salivares.
5. Administração crónica de medicamentos anticolinérgicos ou parassimpaticolíticos.
6. Diabetes mellitus.
7. Doença de Parkinson.
8. Ausência ou malformação congénita das glândulas salivares.
9. Infecções agudas por vírus que envolvem as glândulas salivares.
10. Ansiedade , Stress mental e Depressão

DENTES

Este fator consiste em

A. Morfologia do dente:[11]

Com base em observações químicas, sabe-se que a área da fissura dos dentes posteriores é suscetível à cárie. Certas superfícies do dente são mais propensas à cárie, enquanto outras superfícies podem raramente apresentar cárie dentária, por exemplo, no 1º molar inferior, a cárie por ordem decrescente é

1. Superfície oclusal
2. Superfície bucal
3. Superfície mesial
4. Superfície distal
5. Superfície lingual

Também existem variações na suscetibilidade entre os diferentes dentes permanentes, ou seja, o 1st molar mandibular, seguido do 1st molar maxilar e depois dos 2 molares mandibular e maxilar.

Seguem-se 2nd pré-molares e incisivos superiores.

Os incisivos e caninos mandibulares são os menos susceptíveis de desenvolver lesões. Irregularidades na forma da arcada, apinhamento e sobreposição de dentes também favorecem o desenvolvimento de cáries.

B. Composição dos dentes:[8]

Existem boas evidências que indicam que a superfície do esmalte é mais resistente à cárie do que a sub-superfície. As microradiografias de lesões cariosas iniciais revelam frequentemente uma desmineralização acentuada do esmalte da sub-superfície por baixo de uma camada mais externa que é apenas ligeiramente afetada. Foram desenvolvidas várias hipóteses para explicar este fenómeno.

Foi proposto um mecanismo de bombagem através do qual a matéria é transportada do esmalte interior para a zona de superfície e da zona de superfície para a saliva. Existe um movimento líquido de fase mineral inorgânica do esmalte interior para a cavidade oral.

A superfície do esmalte parece inalterada simplesmente porque está continuamente a ser regenerada pela precipitação de fases sólidas. No entanto, quando as "manchas brancas" foram examinadas por microscopia eletrónica de varrimento, a fase inicial destas lesões cariosas activas foi caracterizada por aberturas nas superfícies exteriores do esmalte através de orifícios focais erodidos.

Assim, o conceito de uma camada superficial relativamente ineficaz, descrito em secções transversais examinadas por microradiografia ou microscopia ótica, precisa de ser revisto tendo em conta os defeitos superficiais, que representam sinais de desmineralização focal. Por microscopia eletrónica de transmissão, a superfície do esmalte é vista como sendo amolgada pela destruição irregular de cristais de apetite. Também foram observados pequenos micro defeitos que começam na superfície do esmalte e atingem as camadas mais profundas do esmalte.

Com a idade, ocorrem alterações no esmalte, como a diminuição da densidade e da permeabilidade e um aumento do teor de azoto e flúor. Estas alterações fazem parte do processo de "maturação" pós-eruptiva, pelo qual os dentes se tornam mais resistentes às cáries com o tempo. A concentração de fluoretos da camada superficial do esmalte aumenta à medida que a concentração de fluoreto da água potável aumenta, e esse esmalte é menos solúvel em ácidos. Além disso, quanto mais elevadas forem as concentrações de flúor na água de abastecimento, menor será a prevalência de cáries.

FACTOR TEMPO NA ETIOLOGIA DAS CÁRIES:-

1. A cárie é considerada uma doença crónica no homem porque as lesões se desenvolvem ao longo de um período de meses ou anos.

2. O tempo médio entre a fase de cárie incipiente e a cárie química é de 18 a 16 meses.

3. A altura em que os alimentos são consumidos favorece grandemente o desenvolvimento da cárie.

4. A dieta rica em hidratos de carbono e açúcar ingerida entre as refeições é a mais cariogénica e pode ter sérias implicações no desenvolvimento de cáries.[12]

PELÍCULA ADQUIRIDA:[12]

A película adquirida, que é uma película orgânica acelular, essencialmente livre de bactérias, que se deposita nos dentes, ocupa uma posição crítica entre a superfície do esmalte e a placa dentária. A formação de películas biológicas como a película é ubíqua na natureza e precede a formação de todos os biofilmes. Várias fontes de material orgânico estão envolvidas na formação da película, incluindo saliva, produtos bacterianos, sangue, alimentos e FGC.

A película é formada principalmente pela adsorção selectiva de glicoproteínas e proteínas salivares. Estes componentes orgânicos selecionados da saliva têm uma elevada afinidade pela superfície do esmalte.

A película necessita de um período de maturação antes de se tornar o máximo protetor contra os ácidos. São necessários 7 dias ou muito mais para que a película amadureça. A utilização de pastas dentárias abrasivas e produtos de branqueamento e a abrasão frequente dos dentes durante os tratamentos profilácticos podem remover a película e ter efeitos adversos nas superfícies dentárias expostas, aumentando a probabilidade de perda do esmalte dentário por desmineralização ácida.

CAPÍTULO 8. PROCESSO DE CÁRIE DENTÁRIA

A formação de estreptococos mutans na placa dentária parece ser um requisito primário para o início do processo de cárie. Parece haver pelo menos 3 fases durante o processo carioso.[8,12]

ANEXO INICIAL:

O processo patogénico de iniciação de lesões cariosas começa com a colonização do dente por estreptococos Mutans. O esmalte do dente na cavidade oral não está nu, mas está coberto por uma película membranosa adquirida, formada pela adsorção selectiva específica de componentes salivares particulares em cada superfície do dente.

Estes tegumentos glicoproteicos parecem influenciar fortemente a colonização bacteriana das superfícies dentárias.

Primeiro, ocorre uma interação inicial entre os Streptococci Mutans e a superfície do dente. Esta interação parece ser mediada pela película. Receptores específicos nos estreptococos mutans interagem com a película.

Os receptores em S.mutans responsáveis pela ligação inicial parecem ser pertinentes, uma vez que este tipo de ligação pode ser inibido por pré-tratamento com pepsina. Estes receptores são designados por proteínas de ligação à película.

A ligação pode envolver a porção galactosídeo porque a adsorção de estreptococos mutans a um fascículo (hidroxiapatite revestida de saliva) pode ser inibida por galactosídeo.

Fixação inicial dos estreptococos mutans às superfícies dentárias. Este evento primário ocorre pela interação da proteína de ligação da película do estreptococo de Mutans com a galactose nos constituintes glicoproteicos da película. Outras moléculas na superfície do estreptococo mutans incluem a proteína de ligação ao glucano e o hidrato de carbono do serótipo.

ACUMULAÇÃO:

A segunda fase após a fixação inicial envolve a acumulação de estreptococos mutans nos dentes por um mecanismo independente que parece estar relacionado com a síntese de enzimas extracelulares que são coletivamente designadas por glucosil transferase (GTF). Funcionalmente, a GTF catalisa a síntese de poliglicanos de sacarose.

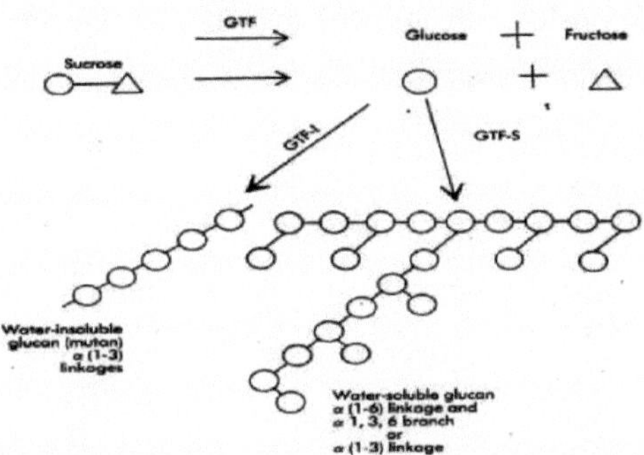

Figura 11: A glucosil transferase (GTF) é predominantemente uma enzima extracelular produzida constitutivamente por estreptococos mutans. A enzima catalisa a decomposição da sacarose em glucose e frutose e a polimerização das porções de glucose em glucano (mutano) solúvel ou insolúvel em água. Há pelo menos duas enzimas GTF diferentes que catalisam essas polarizações: GTF-S (produz glucano solúvel) e GTF-I (produz glucano insolúvel).

Pelo menos dois produtos genéticos distintos são responsáveis pela síntese de glucano solúvel em água ou glucano insolúvel em água a partir da sacarose. Estes produtos são designados por GTF-S (síntese de glucano solúvel em água) ou GTF-I (síntese de glucano insolúvel em água).

Uma proteína semelhante a um recetor, distinta da GTF, que se liga especificamente ao glucano, foi isolada de S.sorbinus.

Esta proteína é designada por proteína de ligação ao glucano (GTP). A GTP liga-se ao glucano e, por conseguinte, pode atuar como um recetor quando está ligada à célula ou quando se liga ao glucano ligado à célula. As células de Streptococcus mutans podem ligar-se especificamente a glucano pré-formado solúvel ou insolúvel, dando assim origem a agregados de Streptococcus mutans.

Este processo envolve as duas etapas seguintes

(1) A clivagem da sacarose nos seus constituintes sacarina (glucose e frutose).

(2) Utilização da energia derivada deste passo para adicionar glucose ao polímero chamado glucano.

A capacidade de formar glucano insolúvel em água, a combinação de agregação e multiplicação mediada por glucano pode promover a interação entre estes organismos e a acumulação de estreptococos mutans.

Embora o ácido produzido pelos estreptococos mutans seja diretamente responsável pela dissolução do mineral do dente, a sua capacidade de se acumular nas superfícies dentárias é um parâmetro igualmente significativo de virulência.

Não ocorre acumulação de estreptococos mutans na ausência de sacarose, embora estes microrganismos possam estar na superfície do dente. Embora a GTF seja sintetizada constitutivamente, se a sacarose não estiver presente. Os polímeros de glicose extracelulares não são sintetizados e os estreptococos mutans não se acumulam.

Acumulação de estreptococos mutans nas superfícies dentárias na presença de sacarose. Os glucanos extracelulares são sintetizados a partir da glucose após a degradação da sacarose. Uma proteína semelhante a um recetor que é distinta da GTF e que se liga especificamente ao glucano, chamada proteína de ligação ao glucano, foi isolada de estreptococos mutans. A própria GTF tem um domínio de ligação ao glucano e liga-se ao glucano, podendo, portanto, atuar como um recetor.

As células de Streptococcal mutans podem ligar-se especificamente a glucano pré-formado, dando assim origem a agregados de estreptococos mutans. As combinações de agregação mediada por glucano, ligação glucano-recetor, ligação do complexo enzima-glucano ao recetor na superfície celular e multiplicação celular (mostrada na célula inferior) podem promover interações entre estes organismos e a acumulação de estreptococos mutans.

FORMAÇÃO DE ÁCIDOS E CAVITAÇÕES:

O metabolismo de vários sacarídeos pela massa bacteriana acumulada resultará na excreção de quantidades significativas de ácido como produto metabólico. O principal produto é o ácido lático, que se estiver presente em quantidades suficientes e na proximidade das superfícies dentárias, causará desmineralização. Isto acaba por resultar numa lesão cariosa.

O metabolismo de vários sacarídeos pela massa bacteriana acumulada resulta na excreção de quantidades significativas de ácido como produto metabólico. O principal produto é o ácido lático, que causa desmineralização quando presente em quantidade suficiente e em proximidade suficiente com a superfície do dente. Isto acaba por resultar numa lesão cariosa.

CAPÍTULO 9. MANIFESTAÇÕES CLÍNICAS DA CÁRIE DENTÁRIA

Alterações precoces:[13] A fase inicial da cárie é a primeira desmineralização do esmalte que ocorre após uma depressão do p^H da placa bacteriana abaixo do p crítico^H . Teoricamente, à medida que o p^H da placa bacteriana diminui, atinge-se um ponto em que a fase mineral do esmalte começa a dissolver-se. Este ponto é referido como o *p^H crítico.*

O p^H crítico do esmalte foi estimado entre 5 e 6, sendo a média de 5,5 o valor geralmente aceite.

Mas este não é um valor fixo, uma vez que o p crítico^H varia em função de factores como a concentração e o tipo de ácido, a concentração de fluoreto, iões de cálcio e fosfato e as propriedades de solubilidade do mineral num local específico do dente. Para que ocorra a dissolução do esmalte, os ácidos no fluido da placa bacteriana devem estar numa concentração suficientemente elevada para se difundirem no esmalte, e o fluido da placa bacteriana deve estar suficientemente sub saturado em relação à hidroxiapatite (mineral do dente) para permitir a difusão para o exterior do mineral dissolvido.

Quando o p^H está na gama neutra ou básica, o fluido da placa está suficientemente saturado com iões de cálcio e fosfato para que a fase mineral não se dissolva e a redeposição do mineral seja favorecida. As primeiras alterações na cárie envolvem a dissolução direta da superfície do esmalte com uma abertura das caraterísticas estruturais da superfície como vias de difusão.

Mesmo os indivíduos que não apresentam atividade de cárie têm alguma desmineralização a ocorrer na boca após cada exposição a uma refeição ou a um lanche que contenha hidratos de carbono fermentáveis, no entanto o processo de reparação mantém a homeostasia da estrutura dentária.

Lesão de mancha branca:[13] A primeira apresentação clínica visual da cárie dentária é comummente *referida como lesão de mancha branca.* Embora esta seja considerada uma lesão incipiente por muitos clínicos, é na realidade uma fase tardia do processo de cárie. A lesão deve progredir até uma profundidade de 300 - 500 pm para ser clinicamente detetável. A aparência clínica da lesão de mancha branca é causada pela perda de esmalte subsuperficial, resultando na perda de translucidez do esmalte.

À medida que a desmineralização avança para a subsuperfície, a taxa de perda de minerais torna-se maior na subsuperfície do que à superfície, resultando numa *lesão subsuperficial.*

As manchas brancas com superfícies rugosas devem-se ao aumento da porosidade e indicam que a lesão está ativa e a progredir.

Embora a formação de manchas brancas tenha sido amplamente estudada com cáries de superfície lisa, parece que as cáries de fossas e fissuras e as cáries radiculares também começam com a desmineralização subsuperficial.

Embora a formação de manchas brancas seja claramente uma fase reversível do processo clínico de cárie, nem sempre precede a formação de cavidades. Apenas sob um desafio cariogénico elevado, há um rápido amolecimento e perda da superfície do esmalte, que pode progredir rapidamente para a cavitação clínica. Caso contrário, pode ou não progredir para uma cavitação franca. Por conseguinte, as manchas brancas não devem ser referidas como *lesões pré-cavitadas*, mas sim como *lesões não cavitadas.*

Cavitação franca:[14] À medida que o processo de cárie progride, a lesão subsuperficial aumenta de tamanho, levando eventualmente ao colapso da camada superficial e à formação de cavitação. Aqui a destruição do dente progride mais rapidamente, porque a cavitação favorece a acumulação de placa bacteriana e a redução do acesso salivar.

CAPÍTULO 10. HISTOPATOLOGIA DA CÁRIE DENTÁRIA

I. Cáries de superfície lisa:[14,15]

A manifestação mais precoce de uma cárie incipiente do esmalte é o aparecimento de uma área de descalcificação que se assemelha a uma área branca calcária lisa.

A primeira alteração observada é, normalmente, a perda da substância interprismática ou inter-hastes do esmalte, com aumento da proeminência das hastes.

À medida que o processo avança e envolve estruturas mais profundas, forma uma lesão de forma triangular/cone com o ápice em direção à superfície do dente.

Zona 1: Translucentzone:

A zona translúcida da cárie do esmalte situa-se na frente avançada da lesão e é a primeira zona reconhecível de alteração do esmalte normal. A zona parece translúcida porque os espaços ou poros criados no tecido nesta primeira fase da cárie do esmalte estão localizados nos limites do prisma e noutros locais de junção. Assim, quando os poros são preenchidos com um meio como a quinolina, que tem o mesmo índice de refração que o esmalte (1,33), as marcas estruturais normais deixam de ser visíveis. Têm um volume de poros de 1% em comparação com cerca de 0,1% do esmalte sólido.

Verificou-se que o conteúdo de flúor do esmalte da zona translúcida estava aumentado em relação ao esmalte sólido adjacente.

Não se observam indícios de perda de proteínas nesta zona. O ataque de caries remove preferencialmente minerais ricos em magnésio e carbonato da zona translúcida e não material orgânico.

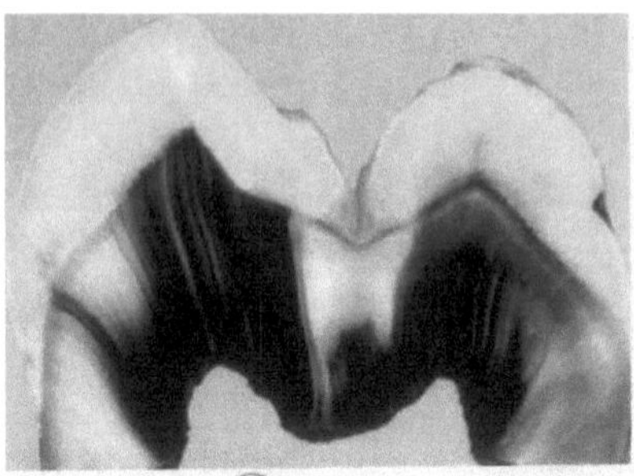

Figura 12: Zona translúcida: nesta secção, o corante aplicado na superfície pulpar da dentina seguiu para o exterior ao longo dos túbulos patentes, tendo-se começado a formar uma zona translúcida, mas que não se estende por toda a espessura da dentina, uma vez que as partes exteriores desses túbulos estão calcificadas e, portanto, impermeáveis ao corante.

Zona 2: Zona escura:

A zona escura é a segunda zona de alteração do esmalte normal e situa-se imediatamente a seguir à zona translúcida. Aparece com uma cor castanha escura em secções de solo examinadas por luz transmitida após imbibição com quinolina. Estudos com luz polarizada mostram que tem um volume de poros de 2% a 4%. O tamanho da zona escura é provavelmente um indicador da quantidade de remineralização que ocorreu recentemente.

Zona 3: Corpo da lesão:

O corpo da lesão é a maior porção de esmalte cariado na lesão pequena. É a área posicionada superficialmente à zona escura e profundamente à camada superficial relativamente não afetada. Possui volume de poros, variando de 5% na periferia a 25% no centro.

As estrias de Retzius estão bem marcadas no corpo da lesão, indicando uma dissolução mineral preferencial ao longo das áreas de porosidade relativamente mais elevada.

Em primeiro lugar, a cárie dentária entra na superfície do esmalte através das estrias de Retzius. As áreas inter-prismáticas e estas estrias cruzadas dão acesso aos núcleos dos bastonetes (prismas), que são então preferencialmente atacados. As bactérias podem estar presentes nesta zona se o tamanho dos poros for suficientemente grande para permitir a sua entrada. As secções terrestres mostram o corpo da lesão que contém estrias de retzius entre as zonas translúcidas escuras e periféricas e a superfície intacta.

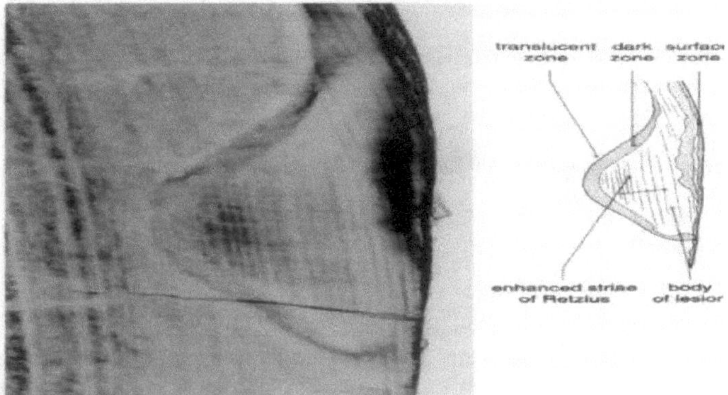

Figura 13: A secção do solo mostra o corpo da lesão, que contém estrias de retzius entre as zonas translúcidas escuras e periféricas e a superfície intacta.

Zona 4: Zona de superfície:

Não é relativamente afetado pelo ataque de cárie. Tem um volume de poros inferior ao do corpo da lesão (menos de 5%) e uma radiopacidade comparável à do esmalte adjacente não afetado.

Foi levantada a hipótese de que a hiper mineralização e o aumento do conteúdo de flúor do esmalte superficial são responsáveis pela relativa imunidade da superfície do esmalte. No entanto, a remoção da superfície hiper mineralizada através de polimento não consegue impedir a formação de uma superfície típica bem mineralizada sobre a lesão cariosa.

Assim, a superfície intacta sobre a cárie incipiente é um fenómeno do processo de desmineralização da cárie e não uma caraterística do esmalte superficial. À medida que a lesão do esmalte progride, podem ser observados defeitos de forma cónica na zona da superfície através da MEV. Estes são os primeiros locais onde as bactérias podem entrar numa lesão de cárie. A paragem do processo de cárie nesta fase resulta numa superfície dura que pode, por vezes, ser rugosa, embora limpável.

2. Cáries de fossas e fissuras:[15]

O processo carioso em fossas e fissuras não difere em natureza da cárie de superfície lisa. É expetável a estagnação de alimentos e a decomposição bacteriana na base.

Normalmente, o esmalte na base da fissura é relativamente fino, pelo que é frequente o envolvimento precoce da dentina.

As hastes de esmalte alargam-se lateralmente no fundo das fossas e fissuras. A cárie segue a direção das hastes de esmalte e, carateristicamente, forma uma lesão triangular ou em forma de cone com o seu ápice na superfície exterior e a sua base em direção ao DEJ.

3. Cárie linear do esmalte:[15] Uma forma atípica de cárie dentária que tem sido observada na dentição decídua de crianças, em países da América Latina e da Ásia. As lesões predominam nas faces vestibulares dos dentes anteriores superiores, na região da linha neonatal, que resulta de distúrbios metabólicos como hipocalcemia ou trauma durante o nascimento. Os aspectos morfológicos desse tipo de cárie são atípicos e resultam em destruição grosseira das faces vestibulares dos dentes incisivos.

4. Cáries cervicais:[15]

Cárie que ocorre nas superfícies vestibular, lingual ou labial e que normalmente se estende da área oposta à crista gengival oclusalmente até à convexidade da superfície do dente, marcando a porção auto-condensada desta superfície. Estende-se lateralmente em direção às superfícies proximais e, por vezes, estende-se por baixo da gengiva livre. Assim, a lesão cervical típica é uma cavidade em forma de crosta que começa, tal como a cárie proximal, como uma área calcária ligeiramente rugosa que se torna gradualmente escavada.

Esta forma de cárie pode ocorrer em qualquer dente sem predileção e está diretamente relacionada com a falta de higiene oral, podendo ser prevenida com uma prática adequada de higiene oral.

CAPÍTULO 11. CÁRIES DENTÁRIAS

A cárie da dentina começa com a propagação natural do processo ao longo da junção dentino-esmalte e o rápido envolvimento de um grande número de túbulos dentinários, cada um dos quais actua como um trato que conduz à polpa dentária, ao longo do qual os microrganismos podem viajar a uma velocidade variável, dependendo de uma série de factores. Assim, quando ocorre uma disseminação lateral na junção dentino-esmalte com envolvimento da dentina subjacente, pode formar-se uma cavidade de tamanho considerável com apenas ligeiras alterações clinicamente evidentes no esmalte sobrejacente, exceto o seu enfraquecimento.[15]

ALTERAÇÕES DENTÁRIAS INICIAIS: A penetração inicial da dentina pela cárie pode resultar em alterações na dentina descritas como esclerose dentinária, ou dentina transparente. Esta esclerose dentinária é uma reação dos túbulos dentinários vitais e de uma polpa vital na qual existe uma calcificação dos túbulos dentinários que tende a selá-los contra uma maior penetração de microrganismos. A formação de dentina esclerótica é mínima na cárie de progressão rápida e é mais proeminente na cárie crónica lenta.

O aparecimento da degeneração gordurosa das fibras dentárias de Tomes, com a deposição de glóbulos de gordura nestes processos, ocorre antes das alterações dentárias escleróticas iniciais. Nos estágios iniciais da cárie, quando apenas alguns túbulos estão envolvidos, podem ser encontrados microorganismos penetrando nesses túbulos antes de haver qualquer evidência clínica do processo carioso. Estes foram designados como **"bactérias pioneiras".**

Os organismos proteolíticos parecem predominar nas cáries mais profundas da dentina, em vez das formas acidogénicas que são mais proeminentes nas cáries iniciais. A observação de que o tipo morfológico das bactérias na dentina cariada profunda é diferente daquele das bactérias na cárie inicial substancia a hipótese de que a iniciação e a progressão da cárie dentária são dois processos distintos e devem ser diferenciados. As evidências indicam que os organismos responsáveis pelo início da cárie são subsequentemente substituídos por outros, à medida que as condições ambientais ocasionadas pelo avanço da lesão cariosa são alteradas.[16]

ALTERAÇÕES DENTINÁRIAS AVANÇADAS: A descalcificação das paredes dos túbulos individuais leva à sua confluência, embora a estrutura geral da matriz orgânica se mantenha durante algum tempo.

Um espessamento e inchaço da bainha de Neumann podem, por vezes, ser notados em intervalos irregulares ao longo do curso dos túbulos dentinários envolvidos, para além do aumento do diâmetro dos túbulos dentinários devido ao empacotamento dos túbulos por microrganismos. Pequenos "focos de liquefação", descritos por ***Miller***[15] , são formados pela coalescência focal e rutura de alguns túbulos dentinários. A destruição da dentina através de um processo de descalcificação seguido de proteólise ocorre em numerosas áreas focais que eventualmente coalescem para formar uma massa necrótica de dentina com uma consistência de couro. As fissuras são bastante comuns nesta dentina amolecida, embora sejam raras na cárie crónica, uma vez que a formação de uma grande quantidade de dentina necrótica amolecida é invulgar. Estas fendas estendem-se perpendicularmente aos túbulos dentinários e parecem dever-se à extensão do processo carioso ao longo dos ramos laterais dos túbulos ou ao longo das fibras da matriz que correm nesta direção.

Estas fendas são paralelas às linhas de contorno da dentina, que se devem a períodos de repouso alternados durante a calcificação da dentina. As fendas são responsáveis pela forma como a dentina cariada pode ser escavada, muitas vezes, através da remoção de camadas finas com instrumentos manuais.

À medida que a lesão cariosa progride, podem distinguir-se várias zonas de dentina cariada que, grosseiramente, tendem a assumir a forma de um triângulo, com o vértice na direção da polpa e a base na direção do esmalte. Começando pulparmente no bordo de avanço da lesão, adjacente à dentina normal.

O avanço da cárie na dentina processa-se através de três mudanças:-

1) Os ácidos orgânicos fracos desmineralizam a dentina.

2) O material orgânico da dentina, o colagénio, degenera e dissolve-se.

3) A perda de integridade estrutural é seguida pela invasão de bactérias.

ZONAS DE CÁRIE DENTÁRIA:[15]

ZONA 1: DENTINA NORMAL:

- A área mais profunda é a dentina normal que tem túbulos com processo odontoblástico que são lisos e sem cristais no lúmen.

- A dentina intertubular tem colagénio normal com bandas cruzadas e cristais de apatite densos normais.

- Não há bactérias nos túbulos.

- A estimulação da dentina (por exemplo: por gradiente osmótico, uma broca, um instrumento de arrastamento ou um sopro de ar) produz uma dor aguda.

ZONA 2: DENTINA SUBTRANSPARENTE:-

Zona de desmineralização da dentina inter-tubular e formação inicial de cristais muito finos no lúmen do túbulo na frente de avanço.

- Os danos no processo odontoblástico são evidentes.

-Não se encontram bactérias nesta zona.

- A estimulação da dentina produz dor.

- A dentina é capaz de remineralizar

ZONA 3: TRANSPARENTDENTIN:-

Esta dentina é mais macia do que a dentina normal e mostra uma maior perda de mineral da dentina intertubular e muitos cristais grandes no lúmen dos túbulos.

- A estimulação produz dor.

- O colagénio intacto pode servir de modelo para a remineralização da dentina intertubular e, assim, esta região é capaz de se auto-reparar, desde que a polpa permaneça vital.

ZONA4: TURBIDDENTIN:-

Zona de invasão bacteriana e é marcada pelo alargamento e distorção dos túbulos dentinários que estão cheios de bactérias.

- A presença de minerais é muito reduzida e o colagénio está irreversivelmente desnaturado.

- A dentina nesta zona não sofrerá auto-reparação e não pode ser remineralizada, devendo ser removida antes da restauração.

ZONA 5: DENTINA INFECTADA:-

Dentina externa mais decomposta que está repleta de bactérias.

- Não há estrutura reconhecível na dentina e no colagénio, e os minerais estão ausentes.
- A remoção da dentina infetada é essencial para um procedimento de restauração sólido e bem sucedido, bem como para a prevenção da propagação de infecções.

DENTINA INFECTADA	DENTINA AFECTADA
1) Dentina desmineralizada amolecida e invadida por bactérias	1) Dentina desmineralizada amolecida ainda não invadida por bactérias
2) O colagénio é irreversivelmente desnaturado 3) Não pode ser remineralizado	2) A ligação cruzada do colagénio mantém-se 3) Actua como um modelo para a remineralização
4) Tecido necrótico macio seguido de dentina seca e coriácea. Desprende-se com o instrumento	4) Dentina mais macia do que a dentina normal, descolorida mas que não descama facilmente.
5) Corantes: 1% de vermelho ácido em propilenoglicol. Colora apenas o colagénio desnaturado irreversível.	5) Não mancha.

Tabela 1: Diferenças entre dentina infetada e afetada

CÁRIE PRESA:[16]

Caracterizado pela superfície: Dura, coriácea ou ebúrnea Cor: pigmentada escura, sem dor.

A lesão detida tem um aspeto mais homogéneo do que a lesão ativa. Com a paragem da cárie dentária, a esclerose dos túbulos afectados torna-os impermeáveis aos ácidos e a outros irritantes das bactérias cariogénicas. A polpa terá tempo para se reparar através da formação de dentina secundária.

CARÍSSIMOS DE RAIZ:

Cáries de cemento.

Quatro lesões que afectam a superfície radicular de um dente

- Abrasão

- Erosão

- Reabsorção idiopática

- Cáries

Hanzen et al[16] definiram a cárie radicular como uma lesão macia e progressiva que se encontra em qualquer parte da superfície radicular que tenha perdido a ligação ao tecido conjuntivo e esteja exposta ao ambiente oral. O esmalte também pode ser afetado se for minado durante a progressão da lesão e os microrganismos da cárie radicular são filamentosos.

Os microrganismos invadem o cemento ao longo das fibras de Sharpey ou entre os feixes de fibras de uma forma comparável à invasão ao longo dos túbulos dentinários. O cemento é formado por camadas concêntricas e apresenta um aspeto laminado; os microrganismos tendem a espalhar-se lateralmente entre as várias camadas. À medida que a cárie progride, a invasão dos microrganismos nos túbulos dentinários subjacentes leva à subsequente destruição da matriz e, finalmente, ao envolvimento pulpar.

CAPÍTULO 12. PAPEL DA MICROFLORA NA CÁRIE DENTÁRIA

O corpo humano é composto por aproximadamente 10^{14} células, das quais 10% são células de mamíferos e as restantes são organismos que constituem a microflora residente do hospedeiro. A aquisição desta microflora residente ocorre desde o nascimento e é um processo natural, durante o qual a superfície ambiental exposta do corpo é colonizada.[8]

A boca não é exceção a este processo e podem ser recuperadas espécies distintas de bactérias da boca de um bebé com poucas horas de vida. Uma vez estabelecida, a composição da microflora residente é diversa, consistindo em espécies gram positivas e negativas.[17]

DISTRIBUIÇÃO LOCAL DAS BACTÉRIAS ORAIS:

A boca não é um ambiente homogéneo para a colonização microbiana.

Existem microhabitats distintos, tais como

- Superfícies mucosas (palato, bochecha, língua, etc.)
- Superfícies dos dentes (lisas, aproximadas, fissuras)
- Fenda gengival
- A língua tem uma superfície altamente papilada que proporciona proteção nas criptas a bactérias exigentes, incluindo anaeróbios obrigatórios.

PROPRIEDADES PATOLÓGICAS DAS BACTÉRIAS CARIOGÉNICAS

Transporte rápido de açúcares fermentáveis quando em competição com outras bactérias da placa bacteriana e a conversão desses açúcares em ácidos; produção de polissacáridos extracelulares e intracelulares.

A capacidade de manter o metabolismo do açúcar em condições ambientais extremas através de -[7]

- Manutenção de um ambiente intracelular favorável.
- Posse das enzimas com o P mais ácido .^{H}

PAPEL DA MICROFLORA ESPECÍFICA:

Os microrganismos implicados na etiologia da cárie dentária devem ser acidogénicos, bem como ácido úrico, para iniciarem lesões cariosas. No esmalte, os microrganismos devem ser capazes de colonizar a superfície do dente e sobreviver em competição com espécies menos nocivas, formando biofilmes, a chamada **placa dentária.**

Já em 1960, ***Fitzgerald*** e ***Keyes***[7] demonstraram que certos microrganismos isolados da placa dentária humana, quando inoculados em roedores sem germes com uma dieta rica em sacarose, resultavam na propagação de cáries desenfreadas. Por conseguinte, a cárie dentária deve ser considerada como uma doença infecciosa transmissível.

Três bactérias cariogénicas

Streptococcus mutans

Lactobacilos

Actinomicetos

Existe um apoio abundante à chamada hipótese da placa específica, introduzida por ***Loesche***[8], que propõe que algumas espécies específicas da flora da placa sejam consideradas como os principais agentes patogénicos na etiologia da cárie dentária. Incluídas como os principais agentes patogénicos estão as bactérias associadas à cárie em humanos e também capazes de induzir lesões cariosas em animais experimentais.

Os mais importantes são os estreptococos mutans, existem sete espécies, das quais duas, S.mutans e S.sobrinus, estão intimamente associadas à cárie nos seres humanos.

O segundo género intimamente associado à cárie é o lactobacillus, normalmente isolado da dentina cariada.

Também associados à etiologia da cárie dentária, mas considerados menos cariogénicos do que o S.mutans, o S.sobrinus e o Lactobacillus, estão o Actinomyces odontológica, o Actinomyces naeslundii e algumas outras espécies de estreptococos mutantes.

Muitos factores secundários, tais como a composição salivar e a taxa de fluxo, a higiene oral e a dieta influenciam o processo de cárie. Os factores secundários afectam um dos seguintes factores ou uma combinação dos mesmos:

Muitos factores, para além da saliva, influenciam a taxa de cáries, afectando significativamente um dos factores primários. Por exemplo, o flúor é um importante oligoelemento que afecta a resistência do mineral do esmalte ao processo de cárie e aumenta a remineralização de lesões incipientes.[12]

A deficiência de flúor potencia a cárie, uma vez que o fator hospedeiro (dente) não pode atingir a sua resistência máxima à cárie com uma ingestão subóptima.

Outros exemplos de factores secundários que influenciam a cárie dentária são a higiene oral e o controlo da placa bacteriana. Uma higiene oral escrupulosa pode prevenir completamente a cárie (um dente perfeitamente limpo não se deteriora), mas não é possível atingir uma higiene oral perfeita.

CLASSIFICAÇÃO DOS MICRORGANISMOS IMPLICADOS NA CÁRIE DENTÁRIA

Existem vários organismos cariogénicos que têm a capacidade de colonizar os dentes para reduzir o pH de cerca de 4,1 na presença de um substrato de açúcar adequado e para induzir cáries em animais sem germes.

Os que são mais comummente aceites como sendo a causa das cáries são:[12,17]

STREPTOCOCI

Streptococcus mutans

Streptococcus sorbinus

Streptococcus rattus

Streptococcus cricetus

LACTOBACÍLIOS

Lactobacillus casei

Lactobacillus fermentum

Lactobacillus plantarum

Lactobacillus acidophilus

E

Actinomyces viscosus

O ponto de vista dos estreptococos 'MUTANS' como os mais potentes ou talvez os únicos agentes etiológicos da cárie baseia-se numa série de estudos. Os estreptococos mutans são mais numerosos em indivíduos com um elevado índice de cáries do que em indivíduos sem cáries.

Os microrganismos mais frequentemente incluídos são:

Streptococcus mutans

Streptococcus sobrinus

Streptococcus rattus

Streptococcus downei

TIPO DE CARIES	ORGANISMO ETIOLÓGICO
l. Cáries de fossas e fissuras:	Streptococcus mutans.
	Streptococcus sanguis.
	Lactobacilos.
	Actinomyces.species
2. cáries de superfície lisa:	Streptococcus mutans.
	Streptococcus salivaris.
3. cáries da superfície radicular:	Actinomyces viscosis.
	Actinomyces naeslundi.
	Streptococcus mutans.
	Streptococcus salivaris.
4. cáries dentárias profundas:	Espécies de Lactobacillus.
	Actinomyces naeslundi.

STREPTOCOCUS MUTANS:

O Streptococcus mutans foi descrito pela primeira vez por ***J. Kalian Clarke*** em 1924.[16] ***Kalian Clarke,*** um microbiologista, tinha como objetivo estudar a microbiologia da doença da cárie dentária. Em lesões cariosas profundas de dentina, encontrou um pequeno coccobacilo encadeado que tinha uma forma mais oval do que esférica. Sugeriu que estes microrganismos eram estreptococos mutantes e chamou-lhes Streptococcus mutans. ***Clarke*** tentou provar a associação destes estreptococos com a doença da cárie dentária, mas como outros investigadores não apoiaram a sua hipótese, o interesse pelo *S. mutans* diminuiu. Na década de 1960, o método recentemente desenvolvido de investigação em animais gnotobióticos estimulou estudos sobre a microbiologia da doença da cárie dentária, e *o S. mutans* foi convincentemente associado à doença da cárie dentária.

S .Mutans é o principal organismo potente envolvido no processo carioso. É um anaeróbio facultativo, um organismo acidogénico hemolítico que produz polissacáridos extracelulares e intracelulares. O organismo cumpre os postulados ***de Koch*** como causa da cárie dentária.

São elas: -

1. O S. Mutans encontra-se na placa bacteriana de dentes cariados e, normalmente, não pode ser isolado na ausência de cáries.

2. O organismo pode ser cultivado numa cultura adequada.

3. A infeção de ratos sem germes ou hamsters normais com S.mutans induz cáries.

4. Os organismos podem então ser recuperados da lesão cariosa e cultivados numa cultura adequada.

5. Os anticorpos contra este organismo estão aumentados em doentes com cáries.

Os estreptococos são amplamente classificados em anaeróbios obrigatórios (peptostreptococos) e anaeróbios facultativos. Os estreptococos aeróbios e anaeróbios facultativos são ainda classificados com base nas suas propriedades hemolíticas. Os estreptococos foram classificados de várias formas, mas a mais comummente aceite é a classificação dos estreptococos com base na necessidade de oxigénio.[16]

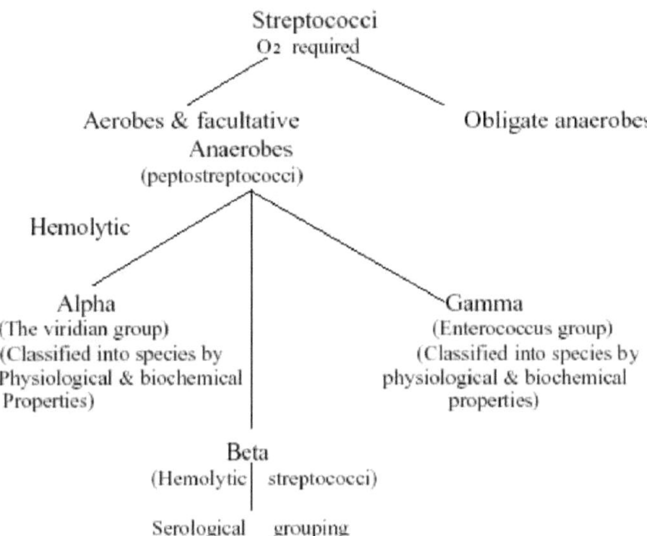

Caraterísticas cariogénicas do Streptococcus mutans:

1. Ligação e colonização da superfície dentária

2. Acumulação nas superfícies dos dentes e participação na formação de placas dentárias.

3. Produção de ácido a um ritmo elevado.

4. Tolerância a concentrações elevadas de açúcar, força iónica elevada e condições altamente ácidas.

5. A redução ou eliminação dos estreptococos mutans resultará na redução ou eliminação da cárie dentária.

LACTOBACILOS ORAIS:

Os lactobacilos são bastonetes gram positivos, não formadores de esporos, que geralmente crescem melhor em condições microaerofílicas. O isolamento e a contagem dos lactobacilos orais foram facilitados pela utilização de um meio de ágar seletivo que suprime o crescimento da maioria dos outros organismos orais devido ao seu pH baixo de 5,4.

Os lactobacilos são encontrados principalmente como transitórios na boca de bebés. Os lactobacilos representam cerca de 1% da flora oral. *L. casei* e *L fermentum* são as espécies orais mais comuns. A população de lactobacilos orais é influenciada pelos hábitos alimentares. Um habitat preferido dos lactobacilos é a dentina de lesões cariosas profundas.

Os lactobacilos e o seu papel na cárie dentária:

Os lactobacilos ou organismos semelhantes aos lactobacilos têm sido registados na cavidade oral desde que ***Miller***[12] enunciou a teoria quimioparasitária. O Bacillus Acidophilus foi o fator etiológico específico responsável pelo início da cárie.

Homo-fermentativo	**Hetero-fermentativo**
L. casei	L. fermentum
L. acidophilus	L. brevis
L. plantarum	L. buchneri
L. salivarius	L. cellobiosus

Em isolados de lactobacilos da dentina cariada humana, os homofermentativos superaram em número a variedade heterofermentativa. Argumentou-se que os lactobacilos são tanto acidogénicos como acidúricos e que, por conseguinte, poderiam multiplicar-se no baixo p^H da placa bacteriana e das lesões cariosas. Utilizando meios de cultura selectivos, a contagem de lactobacilos na saliva pode ser correlacionada com a prevalência de cáries dentárias. Além disso, foi relatado que o local de crescimento dos lactobacilos corresponde aos locais de lesões cariosas clinicamente diagnosticadas. A aceitação da doutrina[12] de que os lactobacilos eram os agentes etiológicos da cárie dentária não era universal, no entanto, à medida que se tornava disponível mais informação sobre a composição microbiana da placa dentária, verificou-se que os lactobacilos constituíam apenas uma fração menor (1/10000) da flora da placa.

O estabelecimento de lactobacilos orais coincide com o desenvolvimento de lesões cariosas. *O L. casei* é o lactobacilo predominante na placa dentária e na dentina cariada.

Actinomicetos orais:

Actinomyces é um organismo gram positivo, não-móvel, não formador de esporos, que se apresenta sob a forma de bastonetes e filamentos que variam consideravelmente em comprimento. Os filamentos são geralmente longos e delgados e podem ser ramificados. As espécies que foram encontradas na cavidade oral são:

Anaeróbios facultativos Anaeróbios

A. naeslundii

A. viscosus

A. israelii

A. meyeri

A. odontolyticus

Todas as espécies de actinomicetos fermentam a glucose, produzindo maioritariamente ácido lático, quantidades menores de ácido ácido e ácido succínico e vestígios de ácido fórmico. O maior interesse centrou-se em A.viscosus e A naeslundii devido à sua capacidade de induzir cáries radiculares, cáries de fissuras e destruição periodontal quando inoculados em ratos gnotobióticos. O A.viscosus foi separado em dois tipos e o A. naeslundii em quatro tipos serológicos.

CAPÍTULO 13. PAPEL DA DIETA NA CÁRIE DENTÁRIA

A cárie dentária é uma interação entre a dieta, a flora cariogénica e os dentes do hospedeiro. A natureza física da dieta tem sido sugerida como um fator responsável pela diferença na experiência de cárie entre o homem primitivo e o homem moderno. A dieta do homem primitivo consistia maioritariamente em alimentos crus e não refinados, contendo uma grande quantidade de fibras grosseiras, que limpam os dentes de detritos aderentes durante as habituais excursões mastigatórias.

Na dieta moderna, os alimentos macios e refinados tendem a agarrar-se tenazmente aos dentes e não são removidos devido à falta geral de fibras.[7,9]

A dieta tem um efeito local sobre a saúde oral, principalmente sobre:

> A integridade dos dentes.

> pH e composição da saliva.

> pH e composição da placa bacteriana.

Tal como referido pelo Surgeon General no seu relatório Oral Health in America, a dieta e a nutrição são os principais factores ambientais multifactoriais na etiologia e patogénese das doenças craniofaciais.

DEFINIÇÕES:

Nutrição: A soma dos processos relacionados com o crescimento, a manutenção e a reparação do corpo vivo como um todo ou das suas partes constituídas. Alimento: Qualquer substância que, quando ingerida no corpo de um organismo, pode ser utilizada para fornecer energia ou para construir tecidos.[17]

PAPEL DA DIETA NO PROCESSO DE CÁRIE:

A ingestão de alimentos pode afetar a saúde oral-dentária através de mecanismos sistémicos e locais.

Os efeitos da alimentação são mediados localmente na cavidade oral.

Os efeitos sistémicos resultam da absorção e circulação de nutrientes para todas as células e tecidos e podem ser mediados por influências no desenvolvimento dos dentes.

a) Qualidade e quantidade da secreção salivar

b) Melhoria da resistência do hospedeiro

c) Função melhorada.

Os constituintes da dieta exercem os seus efeitos locais influenciando o metabolismo da flora oral e modificando a taxa de fluxo salivar e afectando indiretamente a secreção qualitativa da saliva.

O desafio ambiental para os dentes devido aos produtos da reação da substância bacteriana é frequentemente a variável mais importante no processo de cárie.

As influências nutricionais e dietéticas presentes durante o desenvolvimento dos dentes são cronologicamente distintas das influências ambientais sobre os dentes erupcionados.[7,16]

EFEITOS ALIMENTARES SISTÉMICOS:

A nutrição é o equilíbrio entre o fornecimento e o gasto fisiológico de energia e nutrientes de todas as células do organismo. A nutrição diz respeito aos efeitos "metabólicos" sistémicos dos hábitos alimentares e dos nutrientes presentes nos alimentos.

Influências nutricionais sobre os tecidos dentários e a cárie:

O esmalte é um tecido não vital no sentido de que, após a erupção na cavidade oral, não metaboliza energia ou nutrientes nem se regenera após uma lesão.

O esmalte, a dentina e o cemento são tecidos altamente dinâmicos que estão expostos a um fornecimento constante de iões de origem externa (oral) e interna (pulpar). [H]A reprecipitação de minerais após a perda de minerais induzida pela polpa pode levar à formação de uma matriz proteica orgânica, seguida de perturbações na mineralização e maturação da estrutura dentária, bem como na forma e posição dos dentes, e até mesmo de um atraso na erupção dos dentes.

A nutrição pode afetar tanto a anatomia como a função das glândulas salivares. A malnutrição crónica pode reduzir a taxa de secreção de saliva e a capacidade tampão da saliva. A malnutrição pode afetar negativamente o volume, as propriedades antibacterianas e as propriedades físico-químicas da saliva.

As deficiências nutricionais, tais como as deficiências de cálcio, fosfato, vitamina A, D e C, energia proteica, podem afetar a formação dos tecidos dentários e prejudicar a qualidade do esmalte e da dentina, aumentando assim a progressão da cárie.[9,16,17]

Vitamina D

A vitamina D, juntamente com a hormona paratiroide e a calcitonina, desempenha um papel primordial na regulação da concentração de cálcio e de fosfato inorgânico no plasma ECF, na regulação dos movimentos destes iões para dentro e para fora das células e no controlo da mineralização dos ossos e dos dentes.

Hipoplasia do esmalte:

Mellariby (1936) relatou que 74% dos dentes hipoplásicos eram afectados por cáries e 80% dos dentes normais não eram cariados. Este facto também foi apoiado por ***Bibby*** (1943), ***Carr*** (1953).[18]

Infante e Gillespie (1977) realizaram um estudo em crianças com hipoplasia linear do esmalte; onde a incidência de cáries foi significativamente maior em molares não hipoplásicos de crianças com LEH nos anteros, quando comparadas com crianças que não tinham esta condição.[18]

Vitamina A:

A deficiência de vitamina A leva a alterações atróficas dos ameloblastos e à redução do número de ácinos salivares nas glândulas salivares maiores e menores. Assim, a deficiência de vitamina A leva a uma rápida disseminação da cárie dentária.

Piridoxina (B6): A administração de grandes doses de piridoxina a mulheres grávidas e crianças demonstrou reduzir as cáries. A vitamina actua alterando seletivamente a flora oral, promovendo o crescimento de organismos não-cariogénicos.

Ingestão de cálcio e fósforo:

As perturbações no metabolismo do cálcio e do fósforo durante o período de formação do dente podem resultar em hipoplasia grave do esmalte e defeitos da dentina. Mas uma perturbação do cálcio que ocorra após a formação do dente ter sido concluída, não resulta em alterações na substância do dente em si. Os dados disponíveis indicam que não existe qualquer relação entre o cálcio e o fósforo da dieta e a experiência de cárie dentária e que não existe qualquer relação entre a concentração de cálcio e fósforo no sangue e a incidência de cárie dentária.[18,19]

Hidratos de carbono:

O teor de hidratos de carbono da dieta tem sido quase universalmente aceite como um dos factores mais importantes no processo de cárie dentária e um dos poucos factores que podem ser voluntariamente alterados como medida preventiva.

Os hidratos de carbono da dieta podem ser utilizados como fonte de energia pela maioria das bactérias da placa bacteriana, com a produção de ácidos orgânicos como subproduto. Um hidrato de carbono fermentável contribui mais para o processo de cárie.[9]

Os açúcares rapidamente fermentáveis, como a glucose, a frutose e a sacarose, produzem as depressões mais pronunciadas p^H . A sacarose facilita a colonização dos dentes por estreptococos mutans e o seu crescimento se for mantida na boca durante tempo suficiente. Os açúcares e outros hidratos de carbono fermentáveis, depois de serem hidrolisados pela amilase salivar, fornecem substrato para as acções das bactérias orais, que, por sua vez, baixam o ácido salivar e a placa bacteriana p^H . O ácido ataca o esmalte dentário e dissolve-o gradualmente.

O equilíbrio entre a remineralização e a desmineralização determina a ocorrência de cáries. O amido cru produz muito menos p^H depressão, porque precisa de ser convertido em açúcar simples antes de poder ser metabolizado através da ação da amilase salivar.

Foi firmemente estabelecido que os hidratos de carbono da dieta são favoráveis à cárie e exercem o seu efeito cariogénico localmente na superfície do dente.[9]

Intolerância aos hidratos de carbono e cárie dentária:

A intolerância hereditária à frutose prova a existência de uma ligação direta entre a ingestão de açúcar e as cáries dentárias.

Em 1959, **Froesch**[9] descreveu um erro inato do metabolismo da frutose transmitido por um gene autossómico recessivo. Esta doença resulta em episódios de palidez, náuseas, vómitos, coma e convulsões após a ingestão de fruta contendo frutose ou açúcar de cana. O tratamento consiste na exclusão total da sacarose da dieta, embora possam ser incluídos outros hidratos de carbono, como a glucose, a lactose e a galactose.

Lípidos:

A gordura consumida pós-eruptiva tem sido co-relacionada com a redução das cáries. A ação anticariogénica das gorduras foi co-relacionada com 2 razões.[9]

-A formação de uma película de gordura que reduz a ação desmineralizadora. -O contacto entre os alimentos ricos em hidratos de carbono e as bactérias é reduzido na presença de gordura.

-Algumas gorduras têm uma ação antimicrobiana, mas ainda não foi adequadamente estudado se isso ocorre na boca.

Isto foi comprovado por estudos de observação efectuados em esquimós. Em condições primitivas, os esquimós costumavam consumir 65% de gordura, mas com a transição para o modo de vida civilizado houve uma redução do teor de gordura para 25%, o que levou a um aumento da experiência de cárie.

Proteínas:

Muitos estudos em animais mostraram uma forte correlação entre a formação de cáries e a deficiência de proteínas. Estudos observacionais efectuados por ***Johansson*** mostraram resultados semelhantes em crianças da Índia. O mecanismo de ação exato ainda não é claro.[9]

Os seguintes factores podem contribuir para isso:

- Redução do fluxo salivar e, por conseguinte, redução da capacidade tampão total, uma atividade remineralizante reduzida
- Alteração da morfologia da dentição
- Diminuição da resposta imunitária.

Alimentos naturais versus alimentos processados:

O conceito de que os alimentos naturais, não refinados, contêm factores de proteção contra a cárie dentária tem sido exposto há muito tempo. As misturas que incluíam farelo, gérmen de trigo e sumo de cana não refinado continham factores de proteção.

A substância protetora nos estudos com cereais foi identificada como Fitato - um polifosfato. O fitato, quando aplicado ao esmalte dentário, reduz a sua solubilidade e tem efeitos inibidores da cárie quando adicionado a dietas para animais.[17]

Acidez dos alimentos:

Alguns produtos alimentares são altamente ácidos e, por isso, afectam, normalmente de forma transitória, a p^H na placa bacteriana e na saliva. Os alimentos naturais, como os limões, as maçãs, os sumos de fruta e as bebidas gaseificadas, são suficientemente ácidos para causar a desmineralização do esmalte que está em contacto prolongado com eles. Estes itens, em condições normais de dieta, não têm qualquer consequência no processo de cárie dentária.[9]

No entanto, o uso excessivo e habitual destes alimentos e bebidas pode causar o desgaste do esmalte com cavitação. O aumento da frequência do consumo de bebidas gaseificadas, com um baixo p^H e a mastigação contínua ou a sucção habitual de limões podem causar erosão dentária.[9,17]

Sacarose e outros açúcares:

A sacarose tem sido rotulada como o criminoso do arco da cárie dentária. A explicação bioquímica dada para o papel único da sacarose é o facto de a energia livre de hidrólise da sacarose, quando expressa em calorias por mole, ser de cerca de 6700Cal em comparação com cerca de 3000Cal para a lactose ou maltose.

Alternativas à sacarose:

São também designados por edulcorantes intensos ou edulcorantes não calóricos e são tão doces como o açúcar normal.

Produzem pouca ou nenhuma energia, não fornecem volume e são utilizados em quantidades muito pequenas, especialmente em bebidas ou misturados com substitutos do açúcar em alimentos e refeições ligeiras. Os substitutos do açúcar são também referidos como substitutos do açúcar calóricos ou nutritivos ou como substitutos do açúcar com hidratos de carbono porque são, de facto, hidratos de carbono ou derivados de hidratos de carbono.

O grupo mais importante é o dos álcoois de açúcar, também designados por gicitóis, polióis ou polialcoóis. Podem ser metabolizados para produzir energia e aumentam o volume dos produtos alimentares.

Como têm um sabor menos doce do que a sacarose, necessitam frequentemente de ser misturados com edulcorantes intensos. O seu principal valor comercial reside em produtos para diabéticos e é seguro para os dentes.

Classificação dos substitutos do açúcar[9]

Edulcorantes não calóricos	Edulcorantes calóricos
1. Aspartame 2. Ciclamato 3. Sacarina 4. Ases u Se um me-k	Substitutos do açúcar *1.* Licasina *2.* Sorbitol *3.* xilitol *4.* Lactitol *5.* Manitol *6.* Maltitol *7.* Palatinit

Quadro: 2 Substitutos do açúcar

CAPÍTULO 14. PAPEL DA PLACA DENTÁRIA NA CÁRIE DENTÁRIA

Na discussão das doenças dentárias, a primeira coisa a fazer é identificar um dos principais culpados da cárie dentária e das doenças periodontais. Este culpado é a placa dentária, que é uma coleção macia e aderente de produtos salivares e colónias bacterianas nos dentes. Esta acumula-se continuamente nas superfícies dos dentes ao longo da vida da maioria das pessoas, em graus variáveis.

O crescimento sem restrições da placa produz condições ambientais locais que podem promover seletivamente a acumulação de espécies bacterianas patogénicas. A exposição à sacarose com elevada frequência é o fator mais importante na produção de uma placa cariogénica. A ingestão frequente de sacarose inicia uma série de alterações no ambiente local do dente que promove o crescimento de bactérias altamente acidogénicas e, eventualmente, conduz à cárie.[19]

Vários factores determinam as caraterísticas da placa dentária. Os factores que controlam a presença de espécies individuais na placa bacteriana são designados por determinantes ecológicos. Estes podem ser divididos em várias categorias gerais inter-relacionadas:[19]

Resistência do hospedeiro, extensão e natureza do abrigo para as bactérias, dieta do hospedeiro, higiene oral, estado da dentição e composição da flora oral. Estes vários factores podem ser vistos como elos de uma cadeia de reacções que acabam por conduzir à cárie.

O crescimento da placa bacteriana começa aproximadamente seis horas após a limpeza completa dos dentes. A primeira fase do desenvolvimento da placa bacteriana é a deposição de produtos aderentes da saliva. Estes produtos são compostos principalmente por mucina, que forma a fina camada aderente nos dentes chamada película.

Uma vez formada a película na superfície limpa do dente, as bactérias que habitam a cavidade oral fixam-se à película. Após a fixação, as bactérias multiplicam-se para formar grandes massas de colónias bacterianas. Isto começa a ocorrer aproximadamente dezoito horas após a limpeza completa dos dentes e continua até a placa estar completamente madura ao fim de três semanas.

A placa bacteriana madura é constituída principalmente por bactérias de vários tipos. Cada tipo de organismo funciona de uma forma diferente.[9,19]

Algumas bactérias produzem substâncias químicas nocivas e outras produzem substâncias que são necessárias para a sobrevivência das bactérias vizinhas. Outros organismos ainda produzem substâncias aderentes que estão intercaladas com as bactérias e mantêm a placa bacteriana intacta na superfície. A placa bacteriana madura é, na realidade, uma comunidade microscópica de diferentes bactérias e outras substâncias que funcionam para produzir a doença dentária.

Os factores dietéticos também podem ter um efeito indireto, modificando a composição e a atividade metabólica da placa dentária. A redução frequente e prolongada do pH da placa bacteriana em resultado do consumo excessivo de hidratos de carbono na dieta favorece o crescimento das bactérias mais resistentes aos ácidos, como o S. mutans e os lactobacilos, que também são altamente acidogénicos. Assim, o consumo frequente de alimentos que contêm açúcar dá uma vantagem selectiva a estas bactérias cariogénicas, permitindo-lhes aumentar o seu número à custa de outras bactérias da placa sensíveis ao ácido que são menos patogénicas.

O ácido produzido pelas bactérias da placa bacteriana difunde-se das células para a placa bacteriana, o que resulta num aumento da concentração de iões de hidrogénio (H+) no fluido da placa bacteriana. O fluido da placa bacteriana é o fluido extracelular que envolve as bactérias e transporta os produtos bacterianos para a superfície do esmalte.[18]

As medições diretas[7,9] da alteração do p da placa^{H} após um enxaguamento com glucose foram feitas pela primeira vez por ***Stephen*** utilizando eléctrodos de toque de antimónio. Uma curva típica ***(curva de Stephen)*** resulta quando o p^{H} da placa é traçado em função do tempo. A linha de base do p^{H} da placa em condições de repouso tende a estar próxima da neutralidade (p^{H} 7). Em condições de jejum, o pH da placa pode estar na gama alcalina, atingindo p^{H} 7,8.

Após a exposição a hidratos de carbono fermentáveis, o p^{H} desce rapidamente, regressando depois gradualmente ao seu valor de repouso durante um período de 30 a 60 minutos. Foram registadas depressões do pH da placa até p^{H} 4 em indivíduos sem cáries. A depressão do p^{H} de 7 para 4 representa um aumento de 1000 vezes na concentração de iões de hidrogénio e fornece uma força motriz para os ácidos bacterianos se difundirem no dente.

Stephan comparou os perfis da placa p^H de indivíduos com diferentes graus de atividade de cárie. Depois de medir a linha de base p^H , os indivíduos foram lavados com uma solução de glucose a 10%. As medições da placa p^H foram então efectuadas em intervalos fixos durante um período de 60 minutos. Os indivíduos com e sem cáries tinham curvas de Stephen semelhantes. Os seus valores de p^H em repouso estavam próximos da neutralidade (p^H de 7). Após um enxaguamento com glucose, o p^H da placa desceu ligeiramente abaixo de 6, tendo depois regressado gradualmente para 7 durante um período de 60 minutos.[9]

Os indivíduos com uma ligeira atividade de cárie começaram com um p^H em repouso ligeiramente abaixo de 7. Após um enxaguamento com glucose, o p^H desceu quase para 5 e depois começou a regressar a 7. Os indivíduos com uma atividade de cárie extremamente elevada começaram com um p^H de repouso baixo (5,5). Após um enxaguamento com glucose, o p^H desceu quase para 4 e depois aumentou lentamente para o nível de p^H em repouso (5,5). Foi sugerido que este baixo p^H de repouso é causado pela produção de ácido a partir de polissacáridos intracelulares. Sabe-se que os indivíduos propensos à cárie têm proporções aumentadas de bactérias capazes de sintetizar polissacáridos intracelulares.

Por conseguinte, o número de bactérias acidogénicas e acidúricas presentes na placa bacteriana influencia a quantidade de ácido produzido em diferentes pontos ao longo da curva de Stephen. Parece existir uma forte relação entre o potencial acidogénico da placa bacteriana e a cárie dentária.[7,9]

O p^H da placa bacteriana é influenciado por muitos factores, tais como a concentração de hidratos de carbono fermentáveis da dieta, a composição, a espessura e as propriedades de difusão da placa bacteriana. Nas zonas de fossas e fissuras, nos encaixes interproximais, pode ocorrer a formação de placa dentária de espessura considerável (> ou igual a 2 mm).

Os alimentos com elevadas concentrações de açúcar, como os rebuçados, fornecem a força motriz para os açúcares penetrarem na placa espessa até às profundezas da superfície do dente. Uma vez que o p^H é reduzido, permanece baixo durante longos períodos de tempo, uma vez que os efeitos tampão da saliva não são eficazes na camada profunda da placa bacteriana. Esta situação explica a elevada predileção por cáries nas fossas e fissuras e nas áreas interproximais. Modificação da dieta, reduzindo a exposição a alimentos açucarados na dieta, aumentando a utilização de substitutos do açúcar e mastigando gomas sem açúcar, especialmente após as refeições, uma vez que reduz o potencial patogénico da placa dentária.[17]

Por conseguinte, o pensamento atual relativamente ao potencial de produção de doenças da placa dentária é que a placa supra-gengival, devido à sua natureza ácida, é responsável pela produção de cáries dentárias. A placa subgengival, devido à sua capacidade de produzir substâncias tóxicas para os tecidos moles, é responsável pelas doenças periodontais. O Streptococcus mutans é um dos primeiros organismos a fixar-se à película e a multiplicar-se.[9]

Os estreptococos são capazes de produzir tanto polissacáridos como ácidos a partir de hidratos de carbono que são consumidos pelo doente. Isto é importante porque os polissacáridos ajudam a fixar os estreptococos à película. O ácido que produzem é capaz de desmineralizar a camada de esmalte do dente. Esta desmineralização é a primeira fase da cárie dentária.

Outros organismos na placa dentária produzem várias substâncias que ajudam a massa bacteriana a fixar-se à película dentária. A fixação das bactérias produtoras de ácido à superfície do dente contribui para uma maior eficácia da desmineralização ácida do esmalte dentário. A placa bacteriana, devido à sua espessura e densidade, impede que o ácido produzido no seu interior seja diluído pela saliva ou neutralizado pelos químicos contidos na saliva. Por conseguinte, o ácido concentra-se mais próximo da superfície do dente e pode degradar o esmalte mais rapidamente.[12]

Uma vez iniciado o processo de cárie, outro organismo, o lactobacillus, pode ficar retido na área cariada. Uma vez que a lesão de cárie é ácida, estes organismos desenvolvem-se e, tal como os do streptococcus mutans, convertem o açúcar em ácido, que por sua vez ataca a estrutura do dente. Acredita-se também que os organismos lactobacilos podem ficar alojados nas fossas e fissuras retentivas na superfície do dente, onde se multiplicam e o ácido que produzem ataca a estrutura do dente.[12]

CAPÍTULO 15. MÉTODOS DE IDENTIFICAÇÃO DE INDIVÍDUOS DO GRUPO DE RISCO DE CÁRIE ELEVADO

É amplamente aceite que o custo das actividades de prevenção da cárie pode ser grandemente reduzido e a sua eficiência aumentada se o clínico for capaz de identificar antecipadamente os indivíduos ou grupos com maior risco de desenvolver cárie dentária.

AVALIAÇÃO DO RISCO DE CÁRIE:[20,21]

1. Com base na história social:

> Baixa consciência dentária, irregularidade nos exames dentários.

> Fraco estatuto socioeconómico.

2. Com base no historial médico:

> Pessoas com problemas de saúde ou deficientes.

> Xerostomia.

3. Baseado em hábitos alimentares:

> Ingestão frequente de açúcar.

> Lanches entre as refeições.

4. Com base na utilização de fluoreto:

> Zonas não fluoretadas.

> Não utilizar pasta de dentes fluoretada nem elixir bucal.

5. Com base no controlo da placa:

Indivíduos com uma manutenção oral deficiente.

6. Baseado em saliva:

> Caudal reduzido.

> Contagens elevadas de S. mutans e Lactobacillus.

7. Baseado em achados clínicos:

> Várias restaurações.

> Histórico de restaurações repetidas.

> Presença de próteses parciais

Vários trabalhadores tentaram identificar indivíduos e grupos com elevado índice de cárie, com diferentes graus de sucesso. Uma das razões para esta dificuldade é a natureza multifatorial da cárie dentária.[22,23,24]

São eles:

(1) ESTRUTURA E QUÍMICA DO ESMALTE:

A parte mais importante do esmalte no que diz respeito à etiologia da cárie do esmalte é a interface entre a superfície externa do esmalte e a placa bacteriana e a película adquirida.[23]

Arends[9] afirmou que a química da superfície do esmalte é dominada pelas suas propriedades de superfície à escala atómica. Também é muito provável que os iões de fosfato sejam os iões dominantes na superfície sólida, contribuindo os iões de cálcio apenas com uma pequena percentagem do total. Estas propriedades podem ser utilizadas para a previsão da cárie dentária.

De Paolo[9] afirmou que é difícil demonstrar uma relação direta entre a concentração de fluoreto no esmalte dentário e a inibição da cárie.

O esmalte obtido de pessoas susceptíveis à cárie não é marcadamente diferente do esmalte obtido de pessoas resistentes à cárie.

A microdistribuição do flúor foi bem documentada por ***Weatherelll***[1] ^ e verificou que o esmalte superficial tem uma maior concentração de flúor e que esta diminui à medida que a profundidade aumenta.

A solubilidade do esmalte em ácido não está diretamente relacionada com a experiência de cárie. No entanto, a resistência do esmalte à dissolução ácida tem sido repetidamente utilizada como uma medida para avaliar as propriedades cariostáticas dos dentes. A resistência à cárie depende apenas parcialmente da qualidade do esmalte e depende fortemente da composição dos fluidos orais com os quais o esmalte está em contacto.

Embora seja improvável que venha a ser desenvolvido um método eficaz de previsão de cáries baseado no conhecimento da estrutura, da química e do teor de flúor do esmalte, foram feitos alguns progressos recentes na quantificação do progresso da lesão precoce do esmalte.

(2) FACTORES BIOLÓGICOS DA PLAQUEIA E DA SALIVA:

(A) A placa dentária pode ser considerada um ecossistema: Os elementos que influenciam este ecossistema são a microflora, os dentes, a saliva, a dieta e os cuidados dentários.

Foi desenvolvida uma série de postulados para examinar as provas da presença de microrganismos específicos num processo de doença. Estes foram revistos por **Emilson e Perkins[25] como:**

Associação com a doença: Uma associação com a cárie dentária por um determinado organismo implica tanto um aumento do nível do organismo nos locais de doença como níveis mais baixos ou ausência de locais saudáveis. Eliminação do organismo: Um teste crítico do papel de um organismo específico numa determinada doença é a determinação do efeito da sua eliminação ou redução em número na incidência da doença.

(B) Testes de atividade de cárie:[24,26] Os tipos de testes de atividade de cárie são:

- Contagem de colónias de Lactobacillus.
- Snydertest
- Teste de Alban
- Teste da redutase
- Capacidade tampão
- Ensaio de dissolução de cálcio de Fosdick
- Ensaio de Dewar
- Teste de esfregaço
- Teste da amilase.
- Teste de despistagem dos estreptococos do grupo Mutans:

A) Método da placa bacteriana / palito.

B) Método da saliva / lâmina da língua.

C) Método de aderência de Streptococcus mutans.

D) Método da lâmina de imersão para Streptococcus mutans.

Utilizações dos testes de suscetibilidade à cárie:

Para o clínico:

1) Para determinar a necessidade de controlo das cáries

2) Como indicador da cooperação dos doentes

3) Servir de auxiliar na calendarização das marcações de chamada.

4) Como guia para a inserção de restauros dispendiosos.

5) Para ajudar a determinar o prognóstico

6) Como sinal de precaução para o ortodontista na colocação de bandas.

Para o investigador:

1) Como ajuda na seleção do estudo da cárie.

2) Ajudar no rastreio de potenciais agentes terapêuticos.

3) Servir de indicador dos períodos de exacerbação e de remissão.

CAPÍTULO 16. DIAGNÓSTICO DA CÁRIE DENTÁRIA

Diagnóstico:

Em grego; DIA: Completamente.

GIGNOSKA: Meios de conhecimento.

O diagnóstico é definido como a utilização de conhecimentos científicos para identificar um processo de doença, para diferenciar um processo de doença e para o diferenciar de outros processos de doença.[27]

A adição de flúor às fontes de água comunitárias e aos produtos de higiene oral conduziu a um declínio dramático na prevalência da cárie dentária. Antes da fluoretação, a rápida progressão da doença podia ser causada por uma desmineralização rapidamente progressiva. Como consequência, a deteção das grandes lesões de cárie resultantes era relativamente simples. Também devido à elevada prevalência da doença, os dentistas estavam inclinados a restaurar, em vez de monitorizar áreas suspeitas ou questionáveis.

A disponibilidade universal de flúor alterou o comportamento da cárie, resultando num declínio da prevalência e em taxas de progressão mais baixas ou mesmo na paragem de lesões mais pequenas. Devido ao processo de remineralização, a cárie dentária é atualmente reconhecida como um processo dinâmico que pode resultar na progressão, estabilização ou regressão de uma lesão.

A cárie começa com a perda de minerais da zona sub-superficial do esmalte e acaba por terminar em cavitação. Normalmente, é apenas quando a cárie progrediu muito para além das fases iniciais e atingiu a dentina que o doente se queixa de dor e visita o dentista.[28] O diagnóstico exato das fases incipientes de uma lesão cariosa pode resultar na sua reversão através da utilização de medidas de intervenção adequadas.

A deteção precoce da cárie é ainda mais complicada devido às restrições gerais da cavidade oral. As alterações da curvatura da superfície dentária, os diferentes perfis de composição dentro do mesmo dente e entre dentes, também dificultam a sua deteção.

O diagnóstico da cárie implica decidir se uma lesão está ativa, progredindo rápida ou lentamente, ou se a lesão já está parada. Sem esta informação, é impossível tomar uma decisão lógica sobre o tratamento. Por exemplo, uma lesão de mancha branca ativa requer tratamento preventivo, ao passo que não é necessário qualquer tratamento para uma lesão parada.

Normalmente, não se pode utilizar um único teste para o diagnóstico de cáries, porque esse teste pode não ser suficiente para um diagnóstico exato da cárie. Em particular, a utilização de um explorador é um procedimento pouco fiável, porque a ligação mecânica ("captura") pode ser causada por outros factores que não a presença de cáries.

A utilização apenas de radiografias para o diagnóstico de cáries também não é fiável devido a dificuldades técnicas, que incluem: a sua exposição, angulações, posição do dente, a presença de restaurações e variáveis de interpretação. Por conseguinte, devem ser utilizados critérios múltiplos e os critérios de diagnóstico devem ser ajustados de acordo com os riscos globais do doente (idade, sexo, história de exposição a fluoretos, saúde geral e capacidade de manter uma boa higiene oral).

Teste de diagnóstico ideal: Deve ser

- Sensibilidade: capacidade do teste para detetar se a doença está realmente presente
- Específico: capacidade do teste para diferenciar uma doença de outra (excluir uma lesão que está ausente)
- Reprodutível
- Fiável
- Não deve transferir bactérias de um local para outro
- Rentável
- Exato

Importância do diagnóstico:

1. Identificar os factores etiológicos

2. Determinar a natureza da doença envolvida.

3. Para determinar o planeamento do tratamento.

4. Avaliar o prognóstico.

Importância do diagnóstico precoce:

É importante diagnosticar uma lesão cariosa ativa o mais cedo possível, de preferência antes de a superfície do dente ter cavitado. Assim, a lesão deve ser diagnosticada na fase da mancha branca para que o tratamento preventivo tenha a possibilidade de travar a progressão da lesão.[29]

Objectivos do diagnóstico:

1. Identificar as lesões de cárie que requerem tratamentos não cirúrgicos.

2. Identificar as lesões de cárie que requerem tratamento cirúrgico.

3. Identificar os indivíduos do grupo de alto risco de cárie

Pré-requisitos para um diagnóstico precoce:

1. Boa iluminação
2. Dentes limpos
3. Uma seringa três em um para que os dentes possam ser vistos tanto húmidos como secos.
4. Olhos afiados.
5. Sondas cegas.
6. Radiografias reprodutíveis da asa da mordida.

A lesão de mancha branca, embora causada pela placa bacteriana, também é obscurecida por ela. Uma forma lógica de proceder para o clínico é examinar os dentes antes e depois da remoção da placa bacteriana.

A seringa três-em-um é inestimável no diagnóstico da profundidade de penetração da lesão de mancha branca. Uma lesão de mancha branca ou castanha visível numa superfície húmida do dente penetrou completamente no esmalte, e a desmineralização pode estar na dentina antes de ocorrer a cavitação.

A explicação para este útil fenómeno ótico,[30] originalmente observado por ***Black,*** reside nos índices de refração relativos do ar (1,0), da água (1,33) e do esmalte (1,62). Quando uma pequena lesão de mancha branca é completamente seca, o ar substitui a água nos tecidos porosos. Como o índice de refração do ar está mais afastado do esmalte do que o da água, a lesão torna-se mais fácil de ver.

COMO AVALIAR UM TESTE DE DIAGNÓSTICO DE CÁRIES:

Tendo em conta o que precede, não basta ter um bom teste de diagnóstico; o teste também tem de funcionar bem. Tradicionalmente, o desempenho de um teste de diagnóstico é avaliado em termos da sua validade (o grau em que uma medida mede o que pretende medir com referência a um "padrão de ouro" independente) e fiabilidade (o grau em que os resultados obtidos por um procedimento de medição podem ser reproduzidos).

PADRÃO-OURO:

A validade pode ser avaliada de diferentes formas, embora no caso da cárie a validade de critério tenha sido mais frequentemente aplicada. A avaliação da validade do critério requer a existência de critérios externos - os chamados *"padrões de ouro"* para o fenómeno.[31] Até à data, a maioria das avaliações dos critérios de diagnóstico da cárie tem-se centrado na profundidade de penetração da lesão, avaliada quer histologicamente, quer clinicamente ou radiograficamente.

Não existe uma regra rígida sobre qual deve ser o "padrão de ouro"; é uma questão de escolha. O investigador deve sempre escolher um "padrão de ouro" que represente o mais alto nível de veracidade para o fenómeno em estudo. A profundidade de penetração da lesão pode não ser necessariamente o "padrão de ouro" mais adequado para a cárie. Além disso, por razões práticas ou éticas, pode nem sempre ser possível utilizar o "padrão de ouro" mais exato. Os investigadores e os clínicos devem estar conscientes deste facto quando avaliam o desempenho dos testes de diagnóstico da cárie.

Na ausência de um 'padrão de ouro' externo, a validade pode, por vezes, ser avaliada verificando se um estudo de acompanhamento mostra uma associação entre a medição e um evento subsequente (por exemplo, formação de cavidade) que se acredita ser um resultado do que foi medido (validade preditiva).

Em todos os testes de diagnóstico existe a possibilidade de erro do operador. Por exemplo, são possíveis quatro resultados quando um teste de diagnóstico é aplicado para detetar cáries. Estes são os seguintes:[32]

Verdadeiro positivo

Isto ocorre quando a cárie está presente e o teste identifica-a corretamente. Um bom teste de diagnóstico terá uma percentagem de resultados positivos verdadeiros.

Falso positivo

Um resultado falso positivo ocorre quando um teste de diagnóstico identifica incorretamente a cárie quando esta não está presente

Verdadeiro negativo

Este resultado é o oposto de um resultado positivo verdadeiro. Ocorre quando o teste identifica corretamente um indivíduo como livre de cáries e este está, de facto, livre da doença.

Falso negativo

Se um doente tiver cáries e o teste considerar incorretamente que não tem cáries, o resultado é definido como falso negativo

Sensibilidade e especificidade:

A sensibilidade e a especificidade são ambas utilizadas para medir a exatidão de um teste de diagnóstico em termos da capacidade de identificar corretamente os indivíduos como doentes ou não doentes. A sensibilidade é definida como a proporção de verdadeiros positivos que são corretamente identificados.[32]

MÉTODOS DE DIAGNÓSTICO DA CÁRIE:[31,33]

(A) EXAME:

1. Exame visual.

2. Exame tátil.

(B) MÉTODOS RADIOGRÁFICOS:

1. Radiografia convencional.

2. Radiografia digital.

3. Radiografia de substracção digital.

4. Xeroradiografia.

(C) MÉTODOS NÃO RADIOGRÁFICOS:

1. Transiluminação por fibra ótica.

2. Transiluminação digital por fibra ótica.

3. Fluorescência.

4. Fluorescência quantitativa induzida por luz.

5. Fluorescência quantitativa induzida por laser.

6. Medições electrónicas de resistência.

7. Medições de condutância eléctrica.

8. Ultrassom.

9. Corantes na deteção de cáries.

10. Micro abrasão a ar.

11. Câmara de infravermelhos.

12. Videoscópio / Endoscópio.

13. Tomografia computorizada de abertura sintonizada.

14. Imagem por impulsos de Tera Hertz.

15. Tomografia de Coerência Ótica.

[A] EXAME:-

1. EXAME VISUAL:

As cáries podem ser diagnosticadas através de um exame visual. O exame visual pode ser efectuado quer por meios diretos quer por meios indirectos. Os meios indirectos envolvem a utilização de um espelho bucal para visualizar as estruturas da cavidade oral que não podem ser vistas por meio de visão direta. É importante que seja feita uma profilaxia oral adequada para evitar que a placa bacteriana obstrua a visão correta do dente.

Newburn et al[34] estudaram o efeito da placa bacteriana na deteção de cáries e concluíram que a placa deve ser removida para se obter um diagnóstico fiável de cáries. Os dentes devem ser devidamente secos antes de poderem ser examinados. O isolamento rigoroso é também um pré-requisito e pode ser efectuado através de rolos de algodão ou de um dique de borracha.

Deve ser efectuado um exame sequencial, começando pelo dente mais distal do quadrante superior direito, passando pelo dente mais distal do quadrante superior esquerdo e do quadrante inferior esquerdo para o quadrante inferior direito.

É indispensável uma iluminação adequada.[35,36]

A British illuminating engineering society recomenda:

Sala de estar	7	lm/ft
Leitura	15	lm/ft
Banco de trabalho	20	lm/ft

A luz deve ser constante e não deve variar de intensidade. Não deve haver encandeamento para o operador. As sombras dos dedos dos operadores e dos instrumentos devem ser evitadas, de modo a impedir a difusão da luz.

CÁRIES NA SUPERFÍCIE OCLUSAL:

Todas as superfícies do dente podem ser afectadas pela cárie. As superfícies oclusais do dente podem ser mais frequentemente afectadas. Este facto deve-se à utilização de fluoretos, que torna as superfícies proximais do dente menos propensas à cárie.

Poder-se-ia esperar que as lesões oclusais fossem bastante fáceis de diagnosticar, uma vez que estas superfícies estão abertas à vista, ao contrário das superfícies radiculares aproximais e subgengivais. No entanto, numa fissura típica, a maioria das fases iniciais das lesões estão escondidas a olho nu. Numa fissura limpa e seca, pode ser possível observar lesões de manchas brancas nas paredes da fissura na fase inicial. Em breve isto dá lugar a uma linha escura na base da fissura que é difícil de diferenciar da coloração exógena. Este problema de diagnóstico foi reconhecido há muitos anos por ***G. V. Black***, que escreveu: "Muitas fossas mostram evidências de um ligeiro amolecimento no início da juventude, que é interrompido pela imunidade do indivíduo ou por algumas alterações nas condições locais. Estas tornam-se de cor escura e assim permanecem sem mais alterações. Não se deve interferir com elas, pois são igualmente seguras sem qualquer enchimento.[36]

Ainda hoje, os clínicos têm dificuldade em diferenciar lesões activas de lesões paradas e, normalmente, baseiam a sua decisão no "juízo clínico", que deve incluir uma avaliação da experiência anterior do doente em matéria de cáries, hábitos alimentares, função salivar e probabilidade de cumprimento de um regime preventivo.

As várias fases da lesão cariosa foram descritas por ***Ford*** **em 1985** como[37]

1. O sinal mais precoce de cárie é uma "MANCHA BRANCA" no esmalte. O esmalte tem um contorno normal. Na profundidade de uma fissura cariosa, o esmalte pode parecer branco calcário.

2. Um sinal posterior do envolvimento de cáries é a perda do contorno da superfície.

3. Com o envolvimento da dentina, a dentina cariada terá um aspeto diferente da dentina normal. A cor da dentina normal é branca/marfim. A dentina cariada pode parecer amarela/castanha, como se vê nas lesões agudas, ou pode ser azul/preta, como se vê nas lesões mais antigas e de progressão mais lenta ou crónica. Esta fase pode ser vista diretamente sem esmalte ou pode ser vista indiretamente como esmalte minado das fissuras afectadas.

4. Com a progressão contínua, o esmalte minado pode ficar desmineralizado e, assim, dar uma aparência branca opaca ao esmalte. O colapso do esmalte por falta de suporte é um evento tardio e indica uma cárie extensa da dentina. Isto é facilmente detetável e pode estar associado ao envolvimento pulpar.

5. A fase seguinte é vista como uma linha escura que corre ao longo da base da fissura. Nesta fase, pode ser difícil diferenciar a coloração exógena, particularmente em doentes idosos que fumam muito e, por vezes, da destruição dentária mais significativa.

No passado, isto costumava ser acompanhado pelo colapso de, pelo menos, uma parte do esmalte sobrejacente, produzindo uma cavidade clínica facilmente identificável. Cada vez mais, no entanto, o esmalte da superfície permanece em grande parte intacto acima da lesão lentamente progressiva, presumivelmente porque o esmalte é agora mais forte devido ao efeito dos fluoretos, como sugerido por *Sawle e Andlaw.*

Um novo sistema de classificação para relacionar as alterações macroscópicas da superfície oclusal com o histológico do esmalte e da dentina:[36]

0. Clínica: ligeira alteração da translucidez do esmalte após secagem prolongada. Histológico: Sem desmineralização.

1. Clínica: Opacidade ou descoloração pouco visível na superfície húmida, mas nitidamente visível após secagem ao ar.

Histológico: Desmineralização limitada aos 50% exteriores do esmalte.

2. Clínica: Opacidade nitidamente visível após secagem ao ar.

Histológico: Desmineralização entre 50% do esmalte e l/3rd da dentina.

3. Clínica: Desagregação da localização no esmalte opaco ou descoloração acinzentada da dentina subjacente.

Histológico: Desmineralização no terço médio da dentina.

4. Clínica: Cavitação expondo a dentina.

Histológico: Desmineralização envolvendo o terço interno da dentina.

CÁRIES DA SUPERFÍCIE VESTIBULAR E LINGUAL:

As superfícies vestibulares e linguais são as superfícies mais acessíveis para o exame clínico direto. Embora isto seja verdade na região anterior, é muito fácil não ver estas lesões nos dentes mais posteriores, especialmente nas superfícies linguais dos molares inferiores e nas superfícies vestibulares dos molares superiores.[38]

Existem dois tipos de lesões de cárie nas superfícies vestibular e lingual.

Cárie de fissura e cárie de superfície lisa: A cárie de fissura pode ser observada nos sulcos de desenvolvimento dos molares superiores. As lesões nesta posição podem ser extensões de lesões mais óbvias que envolvem a superfície oclusal, enquanto noutros casos podem ser completamente isoladas.

As chamadas lesões de "superfície lisa livre" são encontradas em áreas não fissuradas. É nestes locais que a fase de pré-cavitação da lesão pode ser mais claramente observada, especialmente se o dente tiver sido seco. A primeira lesão clinicamente observável é a pequena lesão "mancha branca". Esta começa frequentemente perto da margem gengival. Se esta for deixada inalterada durante um longo período de tempo, produz uma larga faixa branca à volta do aspeto cervical do dente.

A lesão da mancha branca é o tipo de lesão mais reversível e o seu verdadeiro desaparecimento foi documentado por ***Backer Dirks.*** A identificação de lesões pré-cavitação ajuda a avaliar o estado de risco de um indivíduo. Em pacientes altamente propensos à cárie, as lesões de mancha branca rapidamente progressivas podem tornar-se cavitadas em breve.[37]

CÁRIES DA SUPERFÍCIE PROXIMAL:

As áreas aproximadas anteriores são acessíveis a um exame visual direto, uma vez que as áreas de contacto são estreitas no sentido vestibulolingual. No entanto, quando os dentes posteriores estão em contacto normal, o exame clínico convencional das partes propensas a cáries das superfícies aproximais não é possível. Além disso, a iluminação na parte posterior da cavidade oral não é adequada.

Assim, as técnicas clínicas não assistidas têm-se revelado pouco fiáveis, ao longo de muitos anos, na deteção de lesões proximais nas dentições permanente e decídua, particularmente antes da fase de formação da cavidade. A amplitude das áreas de contacto entre os molares decíduos torna o diagnóstico clínico ainda mais difícil do que nos molares permanentes.[38,39]

O exame clínico é facilitado pela utilização de fio dentário. Este ajuda a remover a camada de placa bacteriana. Assim, as lesões grandes sob o rebordo marginal podem ser visualizadas como sombras, opacidades e descolorações. Vários outros métodos, como a utilização de separadores, o desgaste do fio dentário, a coloração azulada ou a opacidade esbranquiçada através do rebordo marginal e o teste de translucidez ajudam na deteção.

CÁRIES DA SUPERFÍCIE RADICULAR:

A recessão da margem gengival é um resultado inevitável da má higiene oral e da perda gradual da ligação periodontal com a idade. Como a margem gengival constitui uma área de estagnação, é óbvio que, quando a margem recua, a junção esmalte-cemento fica exposta.[36]

Ocasionalmente, afirma-se que a cárie da superfície radicular ocorre dentro de uma bolsa periodontal profunda. O mais provável é que o processo seja iniciado por uma cárie ao longo da margem gengival. Como resultado da inflamação gengival, o edema e a tumefação da gengiva dão subsequentemente a impressão de que a lesão cariosa está escondida na bolsa.[40] Clinicamente, a cárie da superfície radicular pode aparecer como pequenas áreas ligeiramente amolecidas e descoloradas na superfície radicular até áreas extensas, castanho-amareladas e moles que podem circundar toda a superfície radicular. No entanto, mesmo em lesões de grandes dimensões, a cavitação pode ser limitada.

CÁRIES RECORRENTES:

A cárie recorrente é aquela que ocorre imediatamente ao lado de uma restauração. Pode dever-se à má adaptação de uma restauração, que permite a fuga marginal, ou à extensão inadequada de uma restauração, podendo a cárie permanecer se não for completamente escavada, o que mais tarde pode aparecer como cárie residual ou recorrente.

O termo "cárie recorrente" é normalmente utilizado na América do Norte.

O termo "cárie secundária" é utilizado mais frequentemente do que cárie recorrente na língua europeia. A cárie deixada para trás, intencionalmente ou não, durante o tratamento de restauração é referida como cárie remanescente, que pode estar na margem da cárie ou, mais comummente, na dentina sob restauração.[40]

Vários factores podem predispor uma pessoa a cáries recorrentes que se observam principalmente na superfície gengival.[40]

- A área é mais suscetível de contaminação durante a restauração por fluido gengival

• Durante a inserção do primeiro incremento da restauração, obscurece a visão do pavimento gengival

• As deficiências na adaptação dos materiais de restauração podem causar espaços vazios que podem levar a cáries recorrentes.

• Contração de polimerização dos materiais de restauração.

• A colagem à dentina e ao cemento é menos eficaz do que a colagem ao esmalte

• Nos adultos, a cárie secundária é uma doença importante e foi registada como sendo mais comum, quase oito vezes mais comum do que as lesões primárias.

Também foi referido que a cárie secundária é a principal razão para o insucesso das restaurações, pelo que é importante tratar estas lesões sem demora, uma vez que são a causa frequente de necrose pulpar.

O diagnóstico de cáries recorrentes [secundárias] na margem de uma restauração existente é uma tarefa difícil. As lesões na superfície oclusal, entre a restauração e o esmalte [a chamada lesão de parede] não podem ser vistas até atingirem um estado avançado. Estas lesões espalham-se mais na dentina do que no esmalte. A cor junto à amálgama nem sempre é preditiva, uma vez que a descoloração cinzenta ou azul pode ser devida a produtos de corrosão, bem como a cáries secundárias. A falha marginal deve ser distinguida da cárie secundária. Nem todas as margens falhadas se tornam cariadas, nem todas as margens manchadas de compósito e margens de amálgama cavadas se tornam necessariamente cariadas, embora, obviamente, estejam em maior risco. O espaço entre a restauração e a superfície do dente, se presente, é normalmente demasiado pequeno para permitir o acesso visual à profundidade de qualquer lesão, pelo que é difícil diferenciar a cárie secundária da mancha e/ou das margens morfologicamente imperfeitas de uma restauração. Mesmo quando é detectada uma cárie recorrente, não existe atualmente nenhum método disponível para saber se a lesão está ativa ou não.[38]

AJUDA NO DIAGNÓSTICO CLÍNICO DA CÁRIE DENTÁRIA

Mcclean sugeriu a utilização de uma lupa de ampliação como auxiliar no processo de exame visual. Afirmou que a cor cinzenta do esmalte é muito mais fácil de avaliar. As lupas são confortáveis de usar, relativamente baratas após um período inicial de adaptação e estão disponíveis gratuitamente em várias ampliações. Aconselhou todos os clínicos, especialmente os que estão na casa dos quarenta anos, a tirar partido desta útil ferramenta de diagnóstico.[40]

Rimmer e Pitts estudaram a utilização da separação temporária electiva de dentes como auxiliar de diagnóstico em clínica geral. Afirmaram que, tanto na dentição decídua como na permanente, foram reveladas mais lesões cariosas com a técnica do separador do que apenas com o exame clínico. Os separadores, ao abrirem um espaço que permite uma inspeção direta, podem ser utilizados para confirmar um diagnóstico clínico ou radiográfico ou para refutar um diagnóstico clínico ou radiográfico equívoco.

Também afirmaram que a técnica provou ser aceitável pelos pais e pelas crianças, apesar de algumas ansiedades iniciais dos pais sobre o risco de inalação dos separadores. Neste método, são inseridas pequenas bandas elastoméricas [utilizadas habitualmente em ortodontia para criar espaço para a cimentação de bandas de aço inoxidável] no contacto ou contactos suspeitos. Após 3 dias, ou mais convenientemente uma semana, o(s) separador(es) é(são) removido(s), revelando um espaço de cerca de 1 mm. A visualização com a ajuda de um espelho oblíquo permite uma avaliação direta do estado da superfície a examinar. Este método permite ao profissional confirmar se a cavitação está presente e pode ser auxiliado, se necessário, pela observação de uma sonda romba de Briault que caia numa cavidade pré-existente.[41]

Reconheceram também a desvantagem da utilização de separadores elastoméricos, que consiste no facto de o paciente ter de fazer uma visita extra, de curta duração. No entanto, defenderam a utilização de um "cobertor" de separação temporária electiva que era viável e aceitável numa situação de clínica dentária geral. Assim, a técnica de separação deve ser encarada como um auxiliar de diagnóstico adicional e não como um substituto completo das radiografias.

2. EXAME TÁCTIL:

O exame tátil é a utilização do "tato" para examinar a lesão. O instrumento mais comummente utilizado para este fim é o explorador. Tal como referido por Baum et al. em 1981, o explorador pode ser de diferentes variedades.[42]

a. Sonda de ângulo reto, [n.º 6]

b. Backactionprobe.[no,17]

c. Shepherds crook, [n.º 23]

d. Chifre de vaca com extremidades curvas, [n.º 2]

Procedimento: No exame do paciente, as superfícies oclusais dos dentes são examinadas em primeiro lugar. Um pequeno explorador afiado é colocado nas principais áreas de fossas e fissuras ou em áreas de descoloração, se presentes, a ponta é então colocada nos sulcos que irradiam das fossas para ver se alguma das áreas é macia e não pode suportar o peso do explorador.

Deve ter-se o cuidado de retirar o explorador ao longo do mesmo trajeto em que foi inserido. Isto é essencial para evitar que o explorador fique "preso" devido a um deslocamento lateral do mesmo.

COMO UTILIZAR UM EXPLORADOR:

Os autores americanos têm vindo a defender a utilização do explorador ao longo dos anos. Tradicionalmente, as sondas afiadas eram utilizadas para detetar cáries em esmalte, quer pelo toque áspero da cavitação precoce numa superfície lisa, quer pelo encravamento da ponta da sonda entre os lados amolecidos de uma fissura. Isto era designado por fissura pegajosa.

O ensino da utilização do explorador no diagnóstico de cáries oclusais foi resumido da seguinte forma[37]

1924	***G.V.BLACK***	"Passar o explorador nos poços, observando se há ou não amolecimento e se o instrumento se prende ou entra em algum ponto."
1956	***SIMOD***	"Reconhecer alterações na continuidade do esmalte ou alterações marginais à volta de uma restauração previamente colocada. Isto pode ser conseguido com um espelho e um explorador"
1982	***GILMORE***	"O local suscetível pode ser penetrado através da utilização de um pequeno explorador afiado se o esmalte for rugoso, descalcificado ou se abrir para a dentina."
1985	***MARZOUK***	"O explorador afiado que pressiona a sua ponta nas fossas e fissuras com forças paralelas à lâmina fará com que penetre no esmalte e/ou no cone de cárie dentária, fazendo um diagnóstico definitivo de cárie."
1985	***STURDEVANT***	"Os defeitos são mais bem detectados quando um explorador colocado num poço ou fissura oferece um

		puxão ou resistência à remoção."

O facto de as cáries interproximais se iniciarem perto da área de contacto e na área de aproximação próxima origina obviamente dificuldades na deteção precoce. Através da utilização de uma sonda de retroação ou de uma sonda curva de Briaults, pode ser possível insinuar um ponto num defeito incipiente do esmalte ou, pelo menos, detetar o contorno ou a textura normal da superfície.[40]

INCONVENIENTES DA SONDAGEM:

A utilização do explorador é a diferença mais marcante entre os métodos de diagnóstico de cáries utilizados pelos americanos e pelos europeus. Os investigadores europeus têm sido cépticos quanto à utilização de exploradores. A utilização do explorador tem os seguintes inconvenientes:

***Kidd*, em 1989,** afirmou que "na melhor das hipóteses pode ser enganador, na pior é potencialmente prejudicial, uma vez que pode causar a cavitação de uma lesão desmineralizada e pode forçar a entrada de bactérias na profundidade da lesão. Isto é especialmente verdadeiro em casos de lesões avançadas da cárie coronal e radicular, uma vez que a base da lesão está próxima da polpa e a sondagem indiscriminada é indesejável." Ela também advertiu contra o uso de explorador curvo em torno da área cervical.[38]

Paterson*, em 1990,** apoiou ***a sugestão ***de Kidd*** de que a utilização da "pegajosidade" como único critério de diagnóstico de cáries de fissura não é fiável. As sondas podem aderir em muitas fissuras sãs mas profundas, dando um falso diagnóstico.[39] Eles chegaram ao ponto de sugerir que o uso do termo "fissura pegajosa" deveria ser eliminado.

O chamado **"sistema europeu"** de exame em inquéritos, baseado principalmente num exame visual detalhado, foi adotado por muitos epidemiologistas. Argumentou-se que uma técnica visual de diagnóstico, que enfatiza a especificidade à custa de alguma perda de sensibilidade [para o envolvimento dentário], é o método preferido nas áreas de baixa prevalência e progresso lento da cárie.[38,39]

UTILIZAÇÃO DE FLOSS:-

***Pickard*, em 1961**, também sugeriu a utilização do fio dentário para a deteção de cáries.

Quando existe uma história de acondicionamento de alimentos entre os dentes, o desfiamento de um pedaço de fio dentário, quando este é passado através de uma área de contacto aparentemente normal, indica que a área é o local de deteção precoce de cáries.[39]

CARÍSSIMOS DE RAIZ:

Com base no método visual e tátil, Billings, em 1986, classificou a cárie radicular em quatro graus de gravidade:[36]

Grau 1 [Incipiente]

a) Textura da superfície: macia, pode ser penetrada com um explorador dentário

b) Sem defeito de superfície

c) Pigmentação: variável, do bronzeado claro ao castanho

Grau 2 [Pouco profundo]

a) Textura da superfície; macia, irregular, rugosa, pode ser penetrada com um explorador dentário.

b) Defeito de superfície [menos de 0,50 mm de profundidade]

c) Pigmentação: variável, do bronzeado ao castanho escuro.

Grau 3 [Cavitação]

a) Textura da superfície: macia, pode ser penetrada por um explorador dentário

b) Lesão penetrante, cavitação presente [maior que 0,50 mm de profundidade] sem envolvimento pulpar.

c) Pigmentação: variável, do castanho claro ao castanho escuro.

Grau 4 [pulpar]

a) Lesão profundamente penetrante com envolvimento pulpar ou do canal rotatório

b) Pigmentação: variável, castanho a castanho escuro.

De facto, Billings recomendou o tratamento de lesões de Grau I e Grau 2 com polimento ou recontorno e alisamento deliberados, seguidos de aplicação tópica de flúor.

Newburn, em 1993, afirmou que os problemas no diagnóstico de cáries radiculares são um pouco diferentes dos que se aplicam às cáries coronais em esmalte. Uma vez que não existem dados relativos à remineralização do cemento ou dentina desmineralizados subsuperficialmente, os danos à sondagem não são um problema.[34]

[B] MÉTODOS RADIOGRÁFICOS

Tradicionalmente, na deteção precoce das cáries, especialmente das cáries aproximadas, o roentgenograma tem tido um lugar único. A utilidade das radiografias está relacionada com a natureza do processo da doença, bem como com a forma como os raios X interagem com a matéria.

Uma vez que o processo de cárie dentária resulta na desmineralização da área afetada do dente, esta torna-se mais radiolúcida [ou menos densa em termos de rádio] do que as porções não afectadas do dente.

A área cariada atenua menos a radiação do que a superfície dentária intacta, pelo que a película na área da sua imagem recebe uma exposição mais elevada e, por conseguinte, é mais escura na radiografia processada. As cáries moderadamente avançadas em qualquer superfície dentária podem ser demonstradas numa película intra-oral corretamente angulada, exposta e processada.

O aparecimento de cáries em várias superfícies, tal como indicado por ***Wuehrmann***[42] , segue a seguinte ordem

Cáries interproximais, oclusais, bucais, linguais e cimentares.

De Vries et al[43] afirmaram que, ao discutir a facilidade de diagnóstico de pequenas lesões aproximadas por avaliação clínica versus radiográfica, a acessibilidade torna-se uma questão importante. Quando o exame é efectuado in-situ, não é possível observar lesões muito pequenas e, nos casos de lesões grandes, apenas as margens são visíveis. A radiografia, pelo contrário, consegue penetrar em todas as estruturas. Além disso, o volume de água nos poros entre os cristais de apatite não influencia a radiografia, enquanto a observabilidade clínica de uma pequena lesão do esmalte depende da molhabilidade do esmalte.

1. RADIOGRAFIA COM PELÍCULA CONVENCIONAL:

Dois tipos de filmes que são mais úteis para o diagnóstico de cáries são as radiografias da asa da mordida e as radiografias periapicais. Alguns clínicos afirmaram que as lesões aproximadas e oclusais também podem ser facilmente detectadas através de um exame radiográfico panorâmico. Embora possa ocorrer ocasionalmente uma coincidência de resultados, os estudos que compararam a eficácia destas radiografias e das bitewings indicaram que não se deve confiar nas radiografias panorâmicas extra-orais para o diagnóstico. Isto deve-se ao facto de a técnica panorâmica utilizar ecrãs intensificadores que reduzem drasticamente a resolução da imagem resultante, e a técnica oclusal empregar angulações inadequadas que obscurecem todas as lesões, exceto as avançadas. Em crianças, no entanto, as vistas oclusais anteriores podem ser usadas adequadamente para a deteção de cáries.[44]

As asas posteriores da mordida são a projeção mais importante para detetar cáries nas regiões dos terços distais dos caninos e nas superfícies interproximais e oclusais dos pré-molares e molares. As radiografias periapicais são úteis principalmente para detetar alterações nas raízes e nas regiões periapicais entre os dentes. No entanto, se for utilizada uma técnica de paralelismo para obter radiografias periapicais, estas projecções são úteis para detetar cáries em dentes anteriores e posteriores.

PRESCRIÇÃO DE RADIOGRAFIAS:

As diretrizes para a prescrição de radiografias dentárias são dadas pela publicação dos serviços humanos e de saúde:[45] Os médicos efectuam habitualmente exames radiográficos pré-determinados nas consultas iniciais e de revisão. A política da Associação Dentária Americana sobre a prática radiográfica especifica que "é importante reconhecer que, tal como cada paciente é diferente do outro, também o exame radiográfico deve ser individualizado para cada paciente", e que as decisões relativas à utilização da radiografia devem basear-se na determinação da necessidade decorrente do exame clínico e da história dentária e médica do paciente". Deve ser efectuada uma avaliação individual da cárie antes de se prescreverem radiografias.

2. RADIOGRAFIA DE BITEWING:

Aparentemente, as radiografias foram utilizadas para diagnosticar lesões proximais já em 1912. No entanto, só em 1925 é que ***Raper*** introduziu o pacote de película "bite-wing".

Defendia a realização de exames radiográficos periódicos nos quais se baseava a "medicina dentária preventiva clínica prática". Sugeriu que a restauração de todas as pequenas lesões não se justificava, sendo uma prática "demasiado radical". Rapidamente se percebeu que as asas de mordida regulares levavam a que as lesões fossem descobertas mais cedo do que através de exames clínicos não assistidos, e antes que fosse destruída demasiada estrutura dentária. Os critérios para radiografias de bitewing adequadas, conforme dados por ***Goaz e White***[44] são:

1) A radiografia deve ser corretamente exposta e revelada.

2) A película deve ser orientada de forma a que o plano oclusal dos dentes seja colocado horizontalmente para biselar a película.

3) A projeção dos pré-molares deve ser posicionada suficientemente anterior para demonstrar, pelo menos, o terço distal dos caninos maxilares e mandibulares.

4) A projeção do molar deve ser suficientemente posterior na boca para demonstrar a superfície distal do molar mais distal.

5) As áreas de contacto interproximais não devem ser sobrepostas e devem apresentar uma linha preta fina, designada por contacto "aberto" entre todos os dentes posteriores.

6) Não devem estar presentes quaisquer outros erros, tais como cortes em cone, curvaturas da película, dobras, riscos ou diminuição da densidade da folha de chumbo.

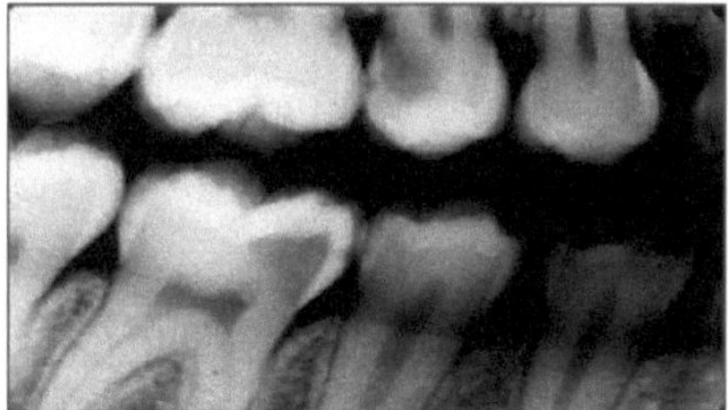

Figura: 14 Radiografia de Bitwing

A película de bite-wing é externamente útil na deteção da lesão interproximal, particularmente nas fases iniciais. A primeira evidência das lesões interproximais consiste numa área de contacto externa. Proximalmente, esta zona suscetível de cárie tem uma dimensão vertical de 1 a 1,5 mm e continua a aumentar com o recuo da gengiva. Uma vez que a cárie não se inicia abaixo da margem livre, o reconhecimento desta zona minimiza as dificuldades em diferenciar a cárie do esgotamento cervical. Muitas vezes, a lesão incipiente pode não ser visualizada radiograficamente devido ao pequeno volume de mineral dentário perdido. São necessários aproximadamente 40% de desmineralização para a deteção radiográfica de uma lesão.

Além disso, como a superfície proximal dos dentes posteriores é muitas vezes larga, a perda de pequenas quantidades de mineral de lesões incipientes ou o avanço da frente de lesões mais avançadas é muitas vezes difícil de detetar numa radiografia.

Uma lupa é muito útil para examinar a película quando se avalia a extensão da lesão cariosa incipiente e quaisquer outros detalhes finos numa radiografia. As lesões proximais moderadas são classificadas como aquelas que envolvem mais do que a metade externa do esmalte, mas não se estendem à junção dentino-esmalte. Estas lesões têm uma das três aparências radiográficas:[45]

a. O mais comum é um triângulo com a sua base larga na superfície do dente [67%]

b. Menos comum é uma lesão radiolúcida difusa [16%]

c. Uma combinação dos dois [17%]

Quando a cárie atinge a junção, pode ser designada como lesão avançada. Na JDE, a cárie tende a espalhar-se lateralmente através dela, formando uma segunda base. A partir desta segunda base, a lesão forma uma segunda radiolucência triangular, com o ápice em direção à polpa.

Uma lesão grave é aquela que, radiograficamente, penetra através de mais de metade da dentina e se aproxima da polpa. A imagem revela normalmente um trajeto estreito de destruição através do esmalte. As lesões grandes na dentina têm um aspeto mais ou menos difuso através da dentina à medida que se expandem em direção à polpa. Quando o esmalte minado fratura, toda a lesão cariosa adquire radiograficamente uma forma em "U".

Pitts[46] afirmou que as radiografias periódicas de bitewing permitem a deteção precoce de cáries em locais aproximados e permitem monitorizar o comportamento de pequenas lesões. Além disso, é o único método de avaliação do sucesso ou fracasso das tentativas preventivas de controlo dessas lesões. Um ponto importante a ser ressaltado é que não é possível identificar a exposição pulpar apenas pelas radiografias. A relação da cárie com a polpa é importante e certas informações podem ser obtidas a partir da radiografia, mas deve-se ter cuidado para não dar demasiada importância às radiografias. Uma vez que a radiografia é uma imagem bidimensional, a extensão total da lesão pode não ser revelada e, assim, mesmo uma lesão localizada longe da polpa pode sobrepor-se a ela.

3. RADIOGRAFIA PERIAPICAL INTRA-ORAL:

A radiografia periapical intra-oral é geralmente recomendada para a deteção de lesões oclusais e lesões da superfície radicular. Ajuda a detetar as lesões proximais, bem como as cáries de superfície lisa, incluindo as cáries vestibulares e linguais. As cáries oclusais nos dentes bicúspides e molares são normalmente observadas radiograficamente apenas depois de o processo de cárie ter penetrado através das fissuras do esmalte até à junção dentino-esmalte.

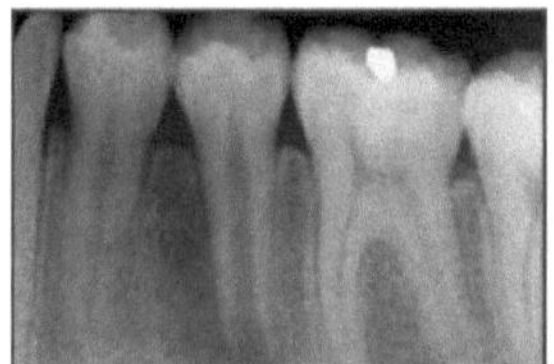

Figura 15: Radiografia periapical intra-oral

Os primeiros sinais são uma fina linha escura entre o esmalte e a dentina. Esta apresenta-se como uma fina sombra cinzenta logo a seguir à DEJ. Uma sombra semelhante, mas geralmente menos larga, é frequentemente aparente nas imagens de dentes não afectados, abaixo ou acima do esmalte oclusal. Esta linha de densidade aumentada na junção representa uma ilusão ótica referida como uma ***banda de Mach.*** Na lesão de cárie oclusal moderada, as alterações radiográficas clássicas são uma zona radiolúcida fina de base larga na dentina, com poucas ou nenhumas alterações aparentes no esmalte. Outra manifestação de cárie oclusal na dentina, por vezes presente, é uma banda que representa calcificação na dentina primária e que não é normalmente observada na cárie bucal.[44]

Ocasionalmente, a cárie oclusal é confundida radiograficamente com a cárie vestibular ou lingual. A forma e a posição da cárie oclusal diferem de tal forma que a lesão oclusal é mais triangular. No entanto, a diferenciação definitiva pode ter de ser efectuada clinicamente.

As armadilhas na interpretação das lesões oclusais são:

(1) Não reconhecimento de cáries oclusais do esmalte em radiografias devido à sobreposição de esmalte cúspide pesado sobre as áreas fissuradas cariadas.

(2) Descuido ao não observar a radiolucência fina e longa que aparece na JDE como sinal de cárie oclusal.

Diagnóstico de cáries na mucosa e na língua:

As lesões de cárie facial ou lingual ocorrem nas fossas e fissuras do esmalte dos dentes. Quando pequenas, essas radiolucências são encontradas; à medida que aumentam, tornam-se elípticas ou semilunares. É difícil diferenciar entre cáries vestibulares e linguais numa radiografia. Ao observar cáries vestibulares ou linguais, o clínico deve procurar uma região uniforme e não cariosa de cáries que circunda a radiolucência aparente. Este círculo bem definido representa hastes paralelas não cariosas que rodeiam a cárie vestibular ou palatina. Também é necessário examinar mais do que uma vista da área porque uma lesão vestibular ou lingual perto da superfície proximal pode projetar-se sobre ela e aparecer como uma lesão proximal. Como mencionado anteriormente, o diagnóstico clínico é definitivo.[45]

Diagnóstico de cáries da superfície radicular:

A cárie da superfície da raiz é observada no cemento. Aqui, as lesões cariosas são escavadas, o que resulta numa aparência radiográfica que é descrita como mal definida, semelhante a um pires e radiolúcida. Se a superfície periférica for pequena, o aspeto da lesão cariosa será mais entalhado do que em forma de pires. As cáries da superfície radicular não envolvem o esmalte, exceto por extensão para a dentina imediatamente por baixo do esmalte ao longo da DEJ. Nestes casos, ocorre fratura do esmalte não suportado.

De acordo com ***Newburn***[45] o tipo de lesão de cárie radicular mais difícil de diagnosticar é a que ocorre nas superfícies interproximais onde há perda de inserção, um sinal para a ocorrência de cárie radicular, mas não há recessão, ou seja, lesões dentro de bolsas periodontais profundas que estão escondidas da vista. As radiografias verticais bitewing são essenciais para o seu diagnóstico. Estas lesões radiculares parecem progredir mais rapidamente do que as cáries do esmalte. A não deteção precoce destas lesões pode resultar não só no envolvimento pulpar, mas também num dente que não pode ser salvo por terapia endodôntica.

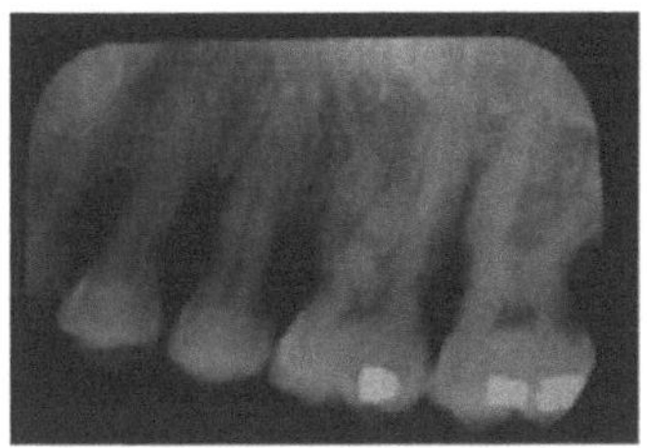

Figura 16: Cárie radicular

A superfície radicular intacta pode aparecer como uma lesão de cárie devido a um fenómeno denominado **"burnout cervical".** Este fenómeno ocorre nas faces mesial ou distal dos dentes nas regiões cervicais, entre o bordo cervical da capa de esmalte e a crista do rebordo alveolar. É causado pela configuração normal do dente, que resulta numa diminuição da absorção dos raios X. A verdadeira lesão cariosa pode ser distinguida da superfície intacta principalmente pela ausência do bordo da raiz e pelo aparecimento de um bordo interno arredondado difuso onde a substância dentária é perdida.

Diagnóstico de cáries recorrentes:

A aparência radiográfica da cárie recorrente depende da quantidade de descalcificação presente e se a restauração está a ocultar a lesão. É comum que restaurações radiopacas ocultem lesões pequenas e grandes da dentina. Neste caso, é essencial que os achados sejam correlacionados clinicamente.

As lesões recorrentes das margens mesiogengivais, distogengivais e oclusais são mais frequentemente descobertas. Em contrapartida, pode haver uma destruição considerável das margens bucal, facial e lingual antes de se tornar aparente radiograficamente.

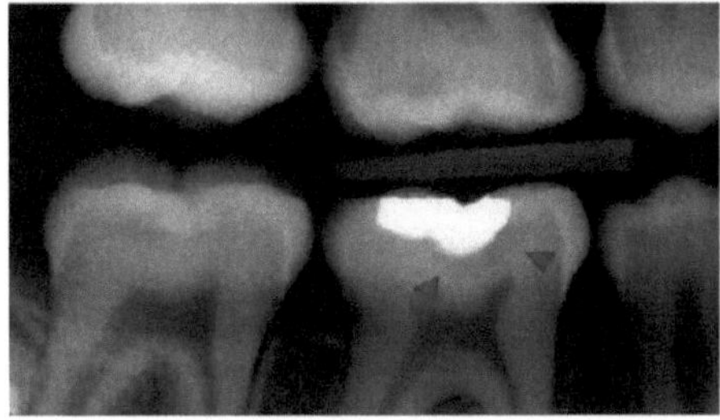

Figura 17: Cáries recorrentes

FACTORES QUE AFECTAM A INTERPRETAÇÃO DA CÁRIE:-

Vários factores afectam a capacidade do operador para detetar com precisão a lesão cariosa:

a) ESCALA DE CONTRASTE:

A escala de contraste observada na radiografia pode variar em termos clínicos. Os principais factores incluem a kilovoltagem, a exposição da película de filtração e o processamento na câmara escura. A deteção de cáries parece ser mais fácil quando são utilizadas kilovoltagens na ordem dos 65 a 70 KVP. As kilovoltagens inferiores a esta necessitam de uma exposição excessiva para que os raios penetrem no esmalte pesado; as kilovoltagens superiores a esta resultam em películas que têm uma ampla escala de contraste e, por conseguinte, tendem a prejudicar a capacidade do operador para observar a lesão cariosa.

Pode ser vantajoso expor as lesões periapicais a quilovoltagens mais elevadas. A filtragem excessiva endurece o feixe de raios X e, no que diz respeito à deteção de cáries, tem o mesmo efeito que a alta kilovoltagem. O processamento da película também afecta o contraste. As temperaturas elevadas da solução resultam num contraste elevado, enquanto as soluções frias alargam a escala de contraste e dão uma película de aspeto cinzento. Uma película subdesenvolvida resulta numa imagem clara que pode dever-se a um tempo de revelação insuficiente. A fim de obter um contraste suficiente para as cáries, o processamento da película deve ser rigorosamente controlado.

b) INEXACTIDÃO DO TAMANHO DA LESÃO DE CÁRIE:

O tamanho da lesão cariosa, tal como é visto na radiografia, não é normalmente o mesmo que é visto microscopicamente ou após a escavação clínica da cárie. O tamanho parece mais pequeno na radiografia do que o que realmente existe. Por vezes, pode também parecer exagerado.[47] A minimização das cáries deve ser considerada sob dois aspectos:

1. A lesão incipiente

2. A lesão pequena a moderadamente grande

Na lesão incipiente, particularmente nas superfícies proximais, a sobre-exposição da superfície periférica quando é utilizada uma baixa kilovoltagem tende a danificar a superfície periférica do esmalte e, assim, a obliterar a área cariada.

À medida que a lesão pequena a moderada progride, a lesão de cárie parece ser pequena, porque a relação entre a estrutura sólida do dente através da qual os raios devem passar e o tamanho da lesão difere em diferentes áreas do dente.

Vários estudos indicaram que, clinicamente, existe um nível limite para o diagnóstico da lesão de cárie. ***Darling***[48] afirmou que as lesões de cárie que podem ser diagnosticadas radiograficamente já atingiram a junção dentino-esmalte. Gwinnett descobriu que metade do esmalte é frequentemente afetado antes de uma lesão de cárie poder ser diagnosticada radiograficamente. Purdell-Lewis sugeriu que uma desmineralização que pode ser vista radiograficamente envolve, pelo menos, o terço exterior do esmalte.[48]

c) ANGULAÇÃO:

As angulações incorrectas, tanto horizontais como verticais, interferem frequentemente com a deteção de cáries interproximais, particularmente as lesões pequenas. As angulações horizontais incorrectas resultam na sobreposição de um dente adjacente ao outro. No entanto, a angulação vertical excessiva resulta ocasionalmente na deteção de cáries oclusais incipientes que não seriam detectadas se fosse utilizada uma angulação óptima. A angulação dos raios também difere consoante o tipo de técnica utilizada. Com a utilização da técnica de paralelismo, a angulação vertical é óptima, os raios são dirigidos em ângulos rectos em relação à película e ao dente, ambos paralelos entre si. Na técnica de bissecção, a lesão cariosa fica frequentemente obliterada devido à sobreposição.

O "melhor" ângulo de projeção de raios X para radiografias bitewing para detetar defeitos de cárie não pode ser especificado com exatidão, porque esse ângulo depende da configuração tridimensional específica de cada local.[46]

d) POÇOS DE DESENVOLVIMENTO:

Os defeitos de desenvolvimento, particularmente áreas hipoplásicas isoladas, podem simular radiograficamente a cárie. No caso de um defeito hipoplásico, a superfície do esmalte tende a curvar-se para dentro do defeito. Por outro lado, se estiver presente um defeito carioso, o contorno do esmalte é normal, mas a periferia é interrompida pelo entalhe da cárie.[45]

e) MATERIAIS DE RESTAURAÇÃO:

Os materiais de restauração com pesos atómicos relativamente elevados, nomeadamente os metais, parecem radiopacos e são fáceis de distinguir das cáries. Por outro lado, os materiais de restauração, como os silicatos e os plásticos, tendem a ser radiolúcidos e simulam a cárie dentária. Com base no exame clínico e no contorno da área radiolúcida, é geralmente possível reconhecer a cárie.

Existe algum problema em distinguir as cáries recorrentes do hidróxido de cálcio, particularmente porque o tipo de material utilizado é radiolúcido. Embora não seja possível fazer essa distinção, em geral, o hidróxido de cálcio corretamente colocado aparece como uma linha radiolúcida fina. Se a espessura for maior do que a de uma linha de lápis, o operador deve suspeitar de cárie. Além disso, um bordo difuso seria provavelmente uma cárie, enquanto a obturação com hidróxido de cálcio seria mais nítida.[44]

MÉTODOS DE REDUÇÃO DA DOSE NO DOENTE:

- Utilização da película "E-Speed", que demonstrou fornecer a mesma qualidade de informação que a película "D-Speed", mas que permite uma redução de 50% da exposição radiográfica.

• Utilizar um avental de chumbo com um colar de tiroide, o que permite poupar mais 30%.

• Expondo dois em vez de quatro bitewings posteriores. Isto deverá minimizar a dose, mantendo a qualidade do diagnóstico.[44]

INCONVENIENTES DAS RADIOGRAFIAS:

• Vista bidimensional de um objeto tridimensional
• Difícil de interpretar as lesões de classe V (sobreposição na polpa)
• Queimadura cervical
• Desenvolvimento e fixação incorrectos
• Difícil de diferenciar lesão cariosa com material de restauração radiolúcido.[44]

2. RADIOGRAFIA DIGITAL:

Desde que a primeira radiografia dentária foi tirada em 1896, as radiografias tornaram-se uma parte essencial da prática dentária. Embora a sensibilidade tenha sido aumentada a um nível muito elevado, as emulsões de película à base de halogeneto de prata têm duas grandes desvantagens:

(1) É necessária uma dose de radiação bastante elevada

(2) O processamento do filme interrompe o tratamento.

No início da era digital, era obtida uma imagem digital através da digitalização da radiografia em película utilizando uma câmara de vídeo ou um scanner, a chamada radiografia digital indireta. Os primeiros estudos[49] sobre a precisão do diagnóstico de cáries com imagens digitais foram realizados utilizando este método digital indireto. A investigação provou que a sensibilidade para a deteção de cáries aumentou utilizando imagens de película digitalizadas em comparação com xeroradiografias e radiografias de película.[49]

Em 1988, foi introduzido o primeiro sistema CCD digital direto

A RVG foi descrita pela primeira vez em 1988 e introduzida comercialmente no Reino Unido em 1989.

Desde então, sofreu várias alterações, tanto de maior como de menor importância.

Tal como o nome sugere, o dispositivo RVG é composto por três componentes principais

A parte **"Rádio"** é constituída por um gerador de raios X convencional ligado a um temporizador com microprocessador de alta precisão para tempos de exposição muito curtos e um sensor anatomicamente adaptado com arestas e ângulos arredondados. O sensor tem uma área sensível de 17x26mm, constituída por um ecrã de cintilação permutável, uma fibra ótica e um sistema de imagem de dispositivo acoplado carregado em miniatura.

A parte **"Visio"** da unidade RVG armazena os sinais de entrada durante a exposição e depois converte-os ponto a ponto num dos 256 níveis discretos de cinzento. Uma vez que a imagem de raios X é armazenada ponto a ponto, é possível efetuar tratamentos posteriores (melhoramento, aumento do contraste e conversão de negativo para positivo). O modo de zoom, que tem de ser ativado antes da exposição.

A parte **"gráfica"** da unidade RVG consiste numa unidade digital de armazenamento em massa que pode ser ligada a vários dispositivos de impressão de vídeo (fotográficos ou térmicos), ou podem ser feitas fotografias diretas do ecrã para permitir o acesso posterior à informação radiográfica.[49]

O RVG É COMPOSTO POR QUATRO COMPONENTES BÁSICOS:

- Um aparelho de raios X com temporizador eletrónico
- Um sensor intra-oral
- Uma unidade de processamento de ecrã (DPU)
- Impressora

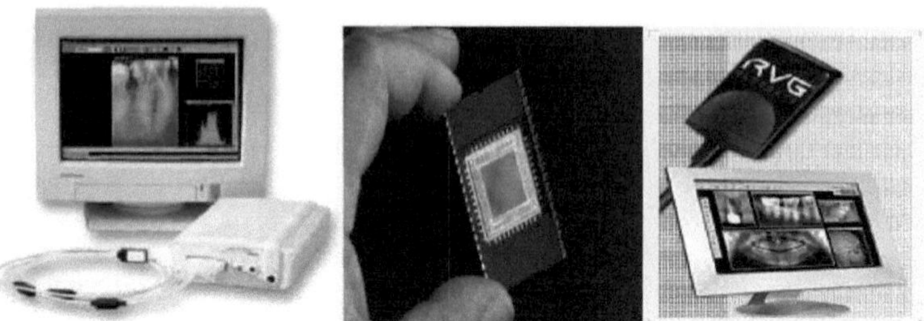

Figura 18: RadioVisioGrafia

VANTAGENS DO RVG

• Redução substancial da dose (o sistema DDI necessita de 10% a 50% da dose necessária para uma película Ektaspeed convencional)

• A produção de imagens instantâneas

• Controlo do contraste (compensando assim, em certa medida, a reduzida latitude do sistema)

• Capacidade de ampliar áreas específicas, o que pode ser útil para visualizar a localização do instrumento durante o tratamento endodôntico.

• A possibilidade de armazenamento informático e subsequente transmissão das imagens

• São evitados erros de processamento húmido

• O armazenamento e a comunicação de imagens são mais fáceis com as redes digitais actuais.[49]

Atualmente, os dentistas podem escolher entre dois receptores bem estabelecidos para a aquisição direta de imagens digitais em radiografia intra-oral.

1. Sensor baseado em dispositivo de carga acoplada (CCD)

2. Placa de imagem de fósforo de armazenamento (fósforo fotoestimulável [PSP]) Nos sistemas CCD, um fio liga o sensor ao computador e a imagem é apresentada quase imediatamente num monitor de computador após a exposição do sensor. No sistema PSP, uma placa é exposta à radiação X e é criada uma imagem latente. A informação contida na placa é emitida quando estimulada por luz de um determinado comprimento de onda e captada num scanner a laser.[49]

3. RADIOGRAFIA DE SUBTRACÇÃO DIGITAL:

A radiografia de subtração é uma técnica através da qual as imagens que não têm valor de diagnóstico numa radiografia são reduzidas de modo a que as alterações na radiografia possam ser detectadas com precisão. A digitalização é conseguida tirando uma fotografia da radiografia com uma câmara de vídeo de alta qualidade. Esta é enviada para um computador chamado "Digitizer". São utilizadas duas radiografias normalizadas produzidas com uma geometria de exposição idêntica.

A primeira é designada por "Imagem de referência" e as imagens seguintes são tiradas para comparação. A imagem de referência é apresentada no ecrã sobre a qual as imagens subsequentes são sobrepostas. Ao subtrair os valores de cinzento da primeira radiografia da coordenada equivalente da segunda radiografia, obtém-se uma imagem de subtração, reduzindo assim o ruído estrutural.[49] Se não tiverem ocorrido alterações, o resultado da subtração é zero. Estes locais podem ser facilmente encontrados nas imagens de subtração pelos observadores. O método de radiografia de subtração é uma ferramenta poderosa no diagnóstico de cáries secundárias e primárias. Desvantagens: Dificuldade no registo das imagens, ou seja, alinhar a segunda radiografia com a primeira. Por conseguinte, não é utilizado por rotina na prática clínica, é dispendioso e requer elevadas competências técnicas.[49]

4. XERORADIOGRAFIA:

A xeroradiografia é uma técnica que utiliza o processo de cópia xerográfica para registar imagens produzidas por raios X de diagnóstico. É amplamente utilizada para o diagnóstico de doenças da mama e também tem sido aplicada à imagiologia de outras partes do corpo. A xeroradiografia dentária teve início em 1975, quando começámos a investigar a aplicação de técnicas de xeroradiografia à radiografia intra-oral, o procedimento radiográfico dentário mais comum. A propriedade de realce dos bordos da xeroradiografia, bem como a sua ampla latitude de exposição, são particularmente adequadas para a imagiologia de estruturas intra-orais. Além disso, tal como foi demonstrado com a radiografia da mama, previu-se uma redução substancial da dose de radiação para a xeroradiografia em comparação com a imagiologia padrão com película de exposição direta.50

A xeroradiografia de alta qualidade de estruturas dentárias tem uma redução significativa na exposição à radiação. Além disso, as cassetes mais espessas e rígidas necessárias para a xeroradiografia podem ser utilizadas para a imagiologia intra-oral sem desconforto para o doente ou dificuldade de posicionamento.

Novo sistema de xeroradiografia concebido especificamente para utilização intra-oral. Este sistema inclui receptores de imagem suficientemente pequenos para serem posicionados intra-oralmente e um processador portátil autónomo que funciona à luz do dia e que difere em vários aspectos do sistema utilizado para a xeroradiografia médica. O sistema utiliza placas receptoras de imagem fotocondutoras revestidas a selénio que são carregadas uniformemente antes da utilização e são depois inseridas numa cassete à prova de luz. Neste estado sensibilizado (alterado), a placa fotorreceptora e a cassete são equivalentes a um pacote de película dentária não exposta. O recetor é então coberto por um saco de plástico descartável esterilizado, inserido na boca do paciente, alinhado com os dispositivos convencionais de posicionamento da película dentária e exposto. Os raios X que atingem o fotorreceptor descarregam proporcionalmente a placa, gerando uma imagem eletrostática latente.[50] A imagem é então tornada visível através da passagem da placa por um solvente líquido que contém partículas pigmentadas pretas carregadas, denominadas toner. A imagem do toner na superfície da placa é seca e depois retirada por meio de fita adesiva transparente. A laminação da fita num material translúcido fixa a imagem. Todo o processo é completamente automatizado e rápido. São necessários apenas 20 segundos para produzir a imagem impressa (permanente). A placa fotorreceptora é então esterilizada automaticamente com luz ultravioleta, limpa mecanicamente do toner, exposta à luz visível para apagar a carga eletrostática residual e armazenada para utilização repetida.[50]

VANTAGENS:

O efeito líquido do realce dos bordos é ajudar a superar o maior contraste de área ampla das técnicas de película. A técnica xeroradiográfica tem maior resolução do que a técnica de película convencional.

A xeroradiografia foi considerada como tendo maior latitude de exposição porque, numa única imagem, toda a gama de densidades (dez degraus) das cunhas de alumínio e acrílico podia ser visualizada. A técnica de filme convencional não retratou claramente o degrau de acrílico mais pequeno (2 mm). Embora a técnica de película convencional demonstre um maior contraste em áreas amplas, o fenómeno de realce dos bordos inerente ao processo xeroradiográfico compensa esta deficiência e permite uma boa visualização de objectos de alto e baixo contraste.[50]

Além disso, a xeroradiografia demonstrou uma maior latitude de exposição, o que permite que as densidades dos tecidos moles sejam claramente retratadas na mesma imagem que as restaurações metálicas, uma capacidade que está normalmente para além do âmbito da radiografia com película convencional. A resolução da xeroradiografia intra-oral também é ligeiramente superior à das técnicas de película convencionais; o realce dos bordos da xeroradiografia permite a visualização de objectos de baixo contraste (por exemplo, calcificações de tecidos moles) que não podem ser visualizados com clareza através da radiografia de película convencional. O novo protótipo do sistema de xeroradiografia foi concebido especificamente para utilização intra-oral com placas fotorreceptoras especialmente construídas para serem suficientemente pequenas para caberem confortavelmente na boca.[50] As xeroradiografias intra-orais são superiores às radiografias intra-orais convencionais com película, principalmente devido à grande latitude e às propriedades de realce das margens da xeroradiografia. Além disso, a xeroradiografia intra-oral requer apenas um terço da dose de radiação das técnicas de película intra-oral correspondentes.

DESVANTAGENS:

> Caro.

> O processo de desenvolvimento deve ser concluído em 15 minutos.

> A carga eléctrica sobre a película pode causar desconforto ao doente.

[C] MÉTODOS NÃO RADIOGRÁFICOS:-

1. TRANSILUMINAÇÃO POR FIBRA ÓPTICA:

Com a crescente preocupação com o uso de radiação ionizante, continua a procura de uma alternativa às radiografias da asa da mordida para o diagnóstico de cáries proximais. Um sistema de diagnóstico alternativo que tem sido defendido é a utilização da transiluminação por fibra ótica (FOTI). r

A FOTI tem sido utilizada em procedimentos médicos comuns desde 1960. Na medicina dentária, foi utilizada pela primeira vez como uma fonte de luz melhorada para rectractores cirúrgicos. Em 1970, ***Friedman e Marcus***[51] sugeriram a utilização da FOTI na deteção de lesões cariosas e, posteriormente, testaram a fiabilidade da transiluminação na deteção de lesões proximais em molares decíduos. Wright indicou que a FOTI é uma excelente fonte de luz intra-oral, mas não conseguiu detetar com precisão cáries interproximais em dentes posteriores.[51]

Bomba[52] relatou que o FOTI podia detetar cáries em dentes posteriores. A pesquisa de Bomba também indicou que, na maioria dos casos, a extensão e a profundidade da lesão cariosa poderiam ser determinadas de forma mais eficiente com o FOTI do que com radiografias.

Branie et al[5] examinaram crianças na fase de dentição mista para detetar cáries proximais utilizando um espelho bucal, um explorador, radiografias bitewing e FOTI. Consideraram que o FOTI é insensível no diagnóstico de cáries proximais nos dentes posteriores e não é um substituto aceitável para as radiografias bitewing.

Purdell-Lewis et al[54] também indicaram que a FOTI não substitui as radiografias bitewing regulares, mas consideraram a FOTI valiosa para o diagnóstico clínico.

Embora as radiografias bitewing tenham revelado mais lesões proximais do que a luz reflectida, ***Mitropoulos***[55] descobriu que o FOTI aumentou a eficiência dos rastreios clínicos no diagnóstico de cáries proximais.

A FOTI é uma técnica sensível à cirurgia. Além disso, a importância da colocação da sonda na técnica FOTI (vestibular ou lingual) e o efeito da eficiência de transmissão da sonda pela variação da largura, forma e presença de placa e cálculo tornam-se críticos no diagnóstico da lesão de cárie.

O FOTI pode ser utilizado como um complemento ao exame clínico ou radiográfico, especialmente quando ocorre uma sobreposição proximal e as lesões interproximais são indetectáveis por sondagem ou em radiografias. A validade doFOTI para o diagnóstico de cáries dentárias proximais em superfícies posteriores em contacto é pelo menos tão elevada como a da radiografia bitewing, e ambas são superiores ao diagnóstico clínico sem ajuda. A fibra ótica aplicada à transiluminação dos dentes e de outras estruturas orais é uma técnica útil para a deteção de cáries, cálculos e lesões dos tecidos moles. Permite que uma fonte de luz fria e de alta intensidade seja utilizada em qualquer ponto da cavidade oral com facilidade e flexibilidade

Muitas vezes, mostra o grau de estrutura dentária cariada minada com mais exatidão do que as radiografias habituais de mordida.[55]

A transiluminação por fibra ótica é particularmente útil na localização de cáries nas áreas proximais dos dentes nas partes posterior e anterior da boca. Também é útil para a deteção de cáries em qualquer parte da boca onde a cárie proximal esteja adjacente a uma restauração radiopaca, ou onde exista cárie vestibulolingual num dente com uma restauração oclusal radiopaca.

Fibra ótica:

Fibra ótica é um termo dado a fibras cilíndricas finas de vidro ou de plástico de alta qualidade ótica. Uma única fibra, semelhante a um fio, tem frequentemente um diâmetro de 10p (0,01 mils) no caso do vidro e de 10 mils no caso do plástico. A luz que entra numa extremidade da fibra é transmitida para a outra extremidade através de um processo de reflexão interna total. No processo de reflexão interna, cada fibra é revestida com uma camada refractiva, de modo a que a luz que atinge a parede interior da fibra seja reflectida internamente. Desta forma, a luz pode ser transmitida com elevada eficiência. Uma vez que as aplicações para uma única fibra não são práticas, um grande número de fibras são agrupadas para formar um único feixe, variando de 1/16 a ¼ de polegada de diâmetro e vários metros de comprimento.[52]

Transiluminação:

A transiluminação, ou seja, a passagem da luz através dos dentes e dos tecidos, não é em si um desenvolvimento novo. O princípio da transiluminação dos dentes é simples. Funciona devido aos diferentes índices de transmissão de luz para cáries, cálculos, materiais de restauração, estrutura dentária sólida, exsudados inflamatórios e periodonto saudável. Uma vez que a cárie dentária tem um índice de transmissão de luz mais baixo do que a estrutura dentária sólida, uma área de cárie aparece como uma sombra escurecida que segue a propagação da cárie ao longo do trajeto dos túbulos dentinários. O cálculo aparece como uma região escurecida que envolve o terço cervical dos dentes. Os abcessos periapicais e periodontais também podem ser diagnosticados com a utilização da transiluminação por fibra ótica. O diagnóstico destas condições pode, por vezes, ser efectuado numa fase inicial, numa altura em que não ocorreu destruição óssea, em que o inchaço pode não ser aparente e em que um diagnóstico baseado apenas numa radiografia seria difícil. Em condições de inflamação dos tecidos em que existe exsudado inflamatório, é possível fazer passar uma luz altamente intensa através da gengiva, da raiz e do osso alveolar.[51] Um abcesso ou qualquer inflamação aguda dos tecidos aparece como uma área nitidamente circunscrita de transmissão de luz diminuída. Isto ocorre devido à acumulação de exsudado inflamatório que, mais uma vez, tem um índice de transmissão de luz inferior ao da área circundante de tecido saudável. De forma semelhante, os materiais de restauração translúcidos, todos eles com um índice diferente de transmissão de luz, podem ser diferenciados da estrutura dentária sã ou cariada.[51]

Durante muitos anos, a luz foi utilizada na parte anterior da boca para a deteção de cáries. No entanto, a sua utilização foi descontinuada por muitos dentistas porque as lâmpadas eram demasiado volumosas para serem utilizadas facilmente na parte posterior da boca. Eram desconfortáveis para o doente porque libertavam demasiado calor; ou então não produziam luz suficiente para serem utilizadas eficazmente. As fibras ópticas alargam o alcance da transiluminação, permitindo que uma fonte de luz fria e de alta intensidade seja utilizada em qualquer parte da cavidade oral com facilidade e flexibilidade.

Os dentes anteriores requerem níveis de luz mais baixos do que os dentes posteriores. Na prática clínica, a intensidade da luz deve ser aumentada para a observação da cárie proximal posterior. Qualquer tentativa de aumentar a intensidade da luz para além do nível ótimo para um determinado dente resulta num fraco contraste da cárie com a estrutura do dente e pode mesmo obliterar todas as indicações de cárie. Para os dentes anteriores, a luz deve ser aplicada nas áreas labial e lingual para ser mais eficaz. Desta forma, a cárie proximolingual pode ser observada num espelho enquanto a luz é aplicada labialmente. Para a cárie proximolabial, a luz é aplicada lingualmente e a cárie é observada por visão direta.

Acreditava-se que as propriedades visuais poderiam ser melhoradas ainda mais com a utilização de filtros coloridos ou polarizados. Esta unidade é constituída essencialmente por uma lâmpada de projeção de 150 W, uma lente de absorção de calor, um controlo da intensidade da lâmpada, uma ventoinha de arrefecimento e um feixe de fibras ópticas com 1/16 polegadas de diâmetro. A unidade do autor tinha uma sonda de vidro concebida de modo a que a extremidade distal ficasse em contra-ângulo para facilitar a manipulação na arcada posterior, com uma ponta arredondada para conforto do doente. Esta sonda pode ser removida para esterilização e substituída facilmente.[51,52]

Procedimento de diagnóstico:

O paciente que está a ser examinado para a deteção de cáries deve primeiro ser submetido a uma profilaxia completa; deve ser aplicada uma solução à base de iodo em todos os dentes. Verificou-se que, em cerca de 50% dos dentes examinados, as cáries podiam ser tornadas mais opacas através da utilização de uma solução reveladora.

A sala de operações consistia num consultório dentário normal que foi escurecido, mas não deixado na escuridão total; um visualizador de radiografias foi deixado ligado para fornecer iluminação de trabalho. A intensidade da luz foi definida como média (de uma fonte de luz baixa, média e alta de 150 watts). Os segmentos anteriores de ambas as arcadas foram primeiramente examinados. A sonda foi mantida na área linguo-cervical e foi feita uma observação por visão direta. De seguida, a sonda foi colocada na zona labio-cervical e a superfície lingual foi observada com um espelho. Para o exame do cálculo, foi observado o terço cervical das superfícies lingual e labial. Para a deteção de cálculos, não é necessária qualquer solução reveladora, mesmo quando não existe qualquer mancha; caso contrário, o procedimento de diagnóstico é o mesmo que para as cáries.

De seguida, foram examinadas as arcadas posteriores do maxilar e da mandíbula. Nesta altura, a intensidade da luz foi aumentada para um valor ligeiramente inferior a alto, tendo sido determinado que, para a deteção de cáries nos dentes posteriores, a sonda deve efetivamente transmitir luz através da margem gengival, do osso e da superfície da raiz através da raiz (oclusalmente) para obter resultados úteis.

Nesta disposição, a sonda de luz é colocada apicalmente para além da margem cervical, tocando na gengiva. A cárie proximal é então observada oclusalmente como uma sombra. Na maioria dos casos, a sombra oclusal da cárie proximal mostra com mais exatidão o grau de estrutura dentária cariada minada do que a habitual radiografia de bitewing.

Utilizações doFOTI:

A fonte de luz pode ser posicionada em vários ângulos em relação ao dente e, desta forma, pode apresentar uma imagem quase tridimensional da penetração da cárie. Normalmente, este tipo de informação só estaria disponível se fosse efectuada mais do que uma radiografia.

Outras aplicações potenciais para as quais a FOTI pode ajudar no diagnóstico são: Observação de fissuras e gretas, teste de vitalidade, cálculo subgengival, visualização de canais radiculares em tratamento endodôntico e envolvimento sinusal

A conveniência de utilizar a FOTI como ferramenta de diagnóstico reside no facto de ser rápida e não necessitar de processamento de película.

- Pode ser utilizado em exames de despistagem por pessoal auxiliar
- É de baixo custo e pode ser utilizado repetidamente sem risco de radiação
- É ideal como unidade de campo para examinar inválidos, para as forças armadas ou em qualquer aplicação em que a utilização de uma máquina de raios X normal seja impraticável.

O exame é simples, cómodo para o doente e não invasivo, não exigindo qualquer formação especial do operador. Tem a importante vantagem de ultrapassar o problema das superfícies ilegíveis nas radiografias. Embora a transiluminação por fibra ótica tenha sido mais utilizada para detetar cáries proximais, é também útil para a deteção e avaliação da profundidade da lesão de cárie oclusal superior ao exame radiográfico.

O método FOTI utiliza as propriedades diferenciais de dispersão da luz das lesões de esmalte sólidas e porosas. Quando as lesões do esmalte são transiluminadas, aparecem cinzentas e opacas em contraste com a translucidez normal do esmalte. De uma forma semelhante ao método ***Ekstrand***,[47] secar os dentes também ajuda a discriminar as lesões. Quando as lesões de cárie se encontram na dentina, é visível uma sombra castanho-alaranjada ou azulada na profundidade dos dentes.

VANTAGENS:

> Método não invasivo.

> Não há riscos de radiação.

> Confortável para os pacientes.

DESVANTAGENS:

> Sujeito a preconceitos do observador.

> Não proporciona um registo permanente dos resultados.

> Dificuldade em colocar a sonda em algumas zonas.[51]

2. TRANSILUMINAÇÃO DIGITAL POR FIBRA ÓPTICA (DIFOTI):

A transiluminação digital por fibra ótica (DIFOTI) é uma metodologia relativamente nova que foi desenvolvida numa tentativa de reduzir as deficiências sentidas na FOTI, combinando a FOTI e uma câmara CCD digital. As imagens captadas pela câmara são enviadas para um computador para análise utilizando algoritmos dedicados.

A utilização do CCD permite a realização e projeção de imagens instantâneas e a comparação de imagens obtidas em diferentes exames para detetar alterações clínicas entre as várias imagens do mesmo dente ao longo do tempo.[51] O DIFOTI foi duas vezes mais sensível na deteção de lesões aproximadas e três vezes mais sensível na deteção de lesões oclusais com uma diferença inferior a 10% na especificidade.

Para as lesões de cárie buco-lingual, a sensibilidade foi 10 vezes superior à das radiografias convencionais, mais uma vez com uma perda de 10% de especificidade e concluiu que a DIFOTI fornece assinaturas claras de diferentes tipos de cárie franca em todos os tipos de dentes, e que a DIFOTI pode detetar cáries incipientes ou recorrentes antes de serem visíveis nas radiografias.

Vantagens: As imagens podem ser registadas e armazenadas para qualquer avaliação posterior, mesmo na ausência do doente.

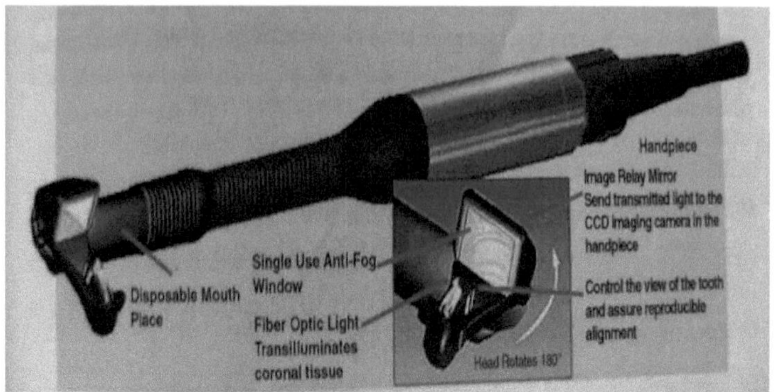

Figura 19: Transiluminação digital de fibra ótica

3. FLUORESCÊNCIA:

Em 1929, Benedict observou a fluorescência de dentes normais sob iluminação ultravioleta e sugeriu que esta fluorescência poderia ser útil na determinação de cáries dentárias. O esmalte e a dentina intactos apresentam uma fluorescência azul clara [450nm] quando expostos a uma energia de 365nm.[56]

A dissolução ácida das estruturas resulta numa diminuição local da fluorescência na área de exposição ácida, embora a origem exacta desta fluorescência não tenha sido determinada, parecendo que tanto as fases inorgânica e orgânica, como a união das duas fases do dente, contribuem para a fluorescência observada.

A fluorescência ocorre como resultado da interação da radiação electromagnética com as moléculas. As moléculas são transferidas para estados de energia mais elevados quando irradiadas por luz de comprimentos de onda adequados. Este processo é designado por excitação e diz-se que as moléculas estão num estado excitado. Quando as moléculas regressam destes estados de alta energia para estados inferiores, é emitido um fotão, cuja cor corresponde à energia emitida. A luz é designada por ***Fluorescência.*** Assim, a principal diferença entre os métodos que utilizam a transiluminação com luz branca ou colorida e o método de fluorescência é evidentemente que neste último a luz observada tem origem na substância dentária. A emissão de luz e as mudanças nesta emissão são, por esta razão, relativamente independentes da direção do feixe de iluminação.[56]

Os componentes da sonda de fibra ótica incluem:

- Feixe de fibras de excitação
- Feixe de fibras de emissão
- Feixe de fibras de iluminação
- Ponta de sonda com fibras de excitação e emissão homogeneamente misturadas
- Feixe de fibras de iluminação
- Peça de mão

A lâmpada de mercúrio foi selecionada devido ao seu tamanho conveniente para utilização com fibras ópticas e ao seu baixo nível de calor durante o funcionamento. Foi utilizado um filtro de conversão ultravioleta de comprimento de onda longo, disponível com a lâmpada, para restringir a emissão à linha de mercúrio 365-366pm. A lâmpada e o filtro foram colocados num invólucro de alumínio que tinha um recetáculo para a perna de excitação da sonda de fibra ótica. Utilizou-se um filtro de interferência de passagem de banda estreita de 450pm como filtro de emissão para evitar que a iluminação ultravioleta reflectida (365-366pm), bem como a luz do operador e a luz geral da sala (>500pm), provocassem uma resposta errada do fototubo.

O fototubo foi montado numa caixa de alumínio à prova de luz, equipada com um adaptador para o filtro de emissão adequado, um diafragma de íris e um recetáculo para a perna de emissão da sonda de fibra ótica. O fototubo foi ligado a um microfotómetro comercial que fornecia tensão ao fototubo e fazia a leitura potenciométrica. Foi utilizado um registador potenciométrico para obter um registo da fluorescência.

O segundo invólucro de alumínio foi modificado para acomodar uma lâmpada de tungsténio de 6 watts e um filtro que proporcionou uma iluminação intra-oral adequada através da sonda de fibra ótica de plástico. Um filtro de vidro que transmite radiação superior a 500mp foi colocado à frente da lâmpada para eliminar a interferência da emissão da lâmpada de tungsténio inferior a 500pm com a quantização fotométrica da emissão de 450pm. Para a iluminação geral da sala, foram utilizadas lâmpadas fluorescentes escuras especiais, com uma emissão superior a 500pm.

A fonte, o fototubo, a lâmpada de tungsténio e as respectivas caixas foram montados numa unidade de controlo compacta. Esta unidade é suficientemente pequena para ser colocada na mesa do suporte dentário ou num armário móvel.

FUNCIONAMENTO:

Após um período de aquecimento de cerca de 15 minutos, a corrente de escuridão do fototubo e a escala do microfotómetro foram ajustadas.[56] A iluminação habitual não filtrada da sala foi desligada; toda a iluminação visual foi limitada às lâmpadas fluorescentes especiais e à sonda de fibra ótica de iluminação. O microfotómetro foi regulado para a gama de sensibilidade de 0,03 e o registador foi regulado para 100 mv (escala completa). A leitura da fluorescência de um dente de referência em acrílico foi fixada em 45.

A fluorescência dependerá da eficiência da excitação e do nível de fluorescência do material a testar. A intensidade da energia de excitação pode ser alterada pelo diafragma da íris entre a fonte e a fibra ótica de excitação. A sensibilidade do fototubo pode ser alterada através das definições de sensibilidade do microfotómetro. A emissão qualitativa das lâmpadas de mercúrio e de tungsténio, a emissão da lâmpada de mercúrio é caracterizada por um espetro descontínuo de linhas intensas em muitos comprimentos de onda. A emissão da lâmpada de xénon, tal como a da lâmpada de mercúrio, ocorre nas regiões ultravioleta e visível do espetro; mas a lâmpada de xénon emite um espetro contínuo. Por esta razão, os fluorómetros de laboratório concebidos para excitar e medir a fluorescência resultante nas regiões do ultravioleta e do visível têm geralmente uma fonte de lâmpada de xénon. Os instrumentos para fins especiais que requerem excitação num comprimento de onda específico utilizam a lâmpada de mercúrio, se as linhas de mercúrio forem adequadas para a excitação.[56]

Em comparação com a lâmpada de xénon, a lâmpada de mercúrio é muito menos dispendiosa e requer uma fonte de alimentação simples. A lâmpada de tungsténio é uma unidade conveniente e de baixo custo que emite energia nas regiões visível e infravermelha próxima do espetro. A lâmpada de mercúrio foi selecionada para o fluorómetro porque o máximo do espetro de excitação fluorescente dos dentes se situa a cerca de 365pm, onde ocorre uma intensa linha de emissão de mercúrio.

A fluorescência da dentina subjacente é aproximadamente quatro vezes superior à do esmalte. A profundidade de penetração da energia ultravioleta utilizada para excitar a fluorescência do dente é função da fonte de energia e da sensibilidade do detetor.

Para além da medição instrumental da fluorescência, o olho humano e a película fotográfica podem ser utilizados para aceder ao carácter e à magnitude da fluorescência. A película fotográfica (de alta velocidade, a preto e branco ou a cores) é mais sensível às alterações da fluorescência do que o olho.[56]

4. FLUORESCÊNCIA QUANTITATIVA INDUZIDA POR LUZ:

A fluorescência induzida pela luz (QLF) foi introduzida pela primeira vez por ***Bjelkhagen e Sundstrom*** em 1981 como uma técnica ótica promissora que melhorava a visibilidade das cáries precoces do esmalte. A imagem de QLF dos dentes baseia-se na aparência escura de uma mancha branca num esmalte fluorescente brilhante.[58]

Com a QLF, observamos uma perda na radiância de fluorescência de uma lesão de mancha branca em relação à radiância de fluorescência do esmalte sadio circundante. A queda da radiância de fluorescência pode ser explicada pelo aumento do coeficiente de dispersão da lesão, em comparação com o do esmalte saudável. Um aumento do coeficiente de dispersão implica uma diminuição do comprimento médio do percurso livre do fotão e, por conseguinte, a probabilidade de um fotão ser absorvido pelo fluoróforo e de ser emitido um fotão fluorescente é menor.[57] É importante conhecer o impacto do coeficiente de dispersão do esmalte hígido no aspeto da fluorescência de uma lesão de mancha branca quando a QLF for utilizada em dentes decíduos e permanentes.

A aparência da cor do esmalte decíduo sadio é mais branca do que a do esmalte permanente, e o esmalte decíduo não é mineralizado na mesma medida que o esmalte permanente. Devido a este facto, espera-se que o coeficiente de dispersão do esmalte dos dentes decíduos seja superior ao do esmalte dos dentes permanentes.

Quando os dentes se tornam cariados, o coeficiente de dispersão do esmalte aumenta. A diferença entre os coeficientes de dispersão do esmalte cariado e do esmalte sadio dos dentes decíduos pode ser menor do que a dos dentes permanentes. É aceite que a fluorescência induzida do esmalte é menor em áreas de conteúdo mineral reduzido e que existe uma relação entre a perda mineral e a radiância da fluorescência. A QLF é mais adequada para o diagnóstico longitudinal de lesões precoces do esmalte em superfícies lisas acessíveis, e muitas investigações envolveram a monitorização de lesões de manchas brancas, tais como as observadas em pacientes ortodônticos durante o tratamento e após a remoção do bracketing.

A QLF pode ser afetada, até certo ponto, pelo estado húmido ou seco da fissura, por manchas na fissura e pela morfologia da fissura. A utilização de polimento a ar para remover a placa bacteriana melhora o diagnóstico por QLF.

Alguns relatórios sugerem que a QLF pode estar limitada à medição de lesões do esmalte com, no máximo, várias centenas de micrómetros de profundidade. A QLF só consegue discernir a desmineralização do esmalte e não consegue distinguir entre cárie, hipoplasia ou caraterísticas anatómicas invulgares.

Zandona et al[58] compararam a sensibilidade da fluorescência visual, da fluorescência induzida por laser [LF] e da fluorescência induzida por corante [DELF] e concluíram que a DELF era uma ferramenta mais sensível e que, se os exames visuais incluíssem a cor como indicação de desmineralização, a visual e a LF eram métodos de diagnóstico igualmente eficazes. Atualmente, este método é predominantemente utilizado in vitro e em estudos clínicos para a deteção precoce de lesões cariosas e para a monitorização da desmineralização ou remineralização de manchas brancas através da quantificação da perda mineral e do tamanho das lesões de superfície lisa.

Para além das câmaras intra-orais convencionais, uma câmara de micro-vídeo a cores com dispositivo de carga acoplada (CCD) e análise de imagem computorizada combinada com o sistema QLF parece ser atualmente o método ótico com maior potencial para o diagnóstico e quantificação das primeiras alterações cariosas no esmalte.

A desmineralização do esmalte ou da dentina resulta na perda de fluorescência intrínseca. Por conseguinte, a radiância da fluorescência de uma lesão cariosa visualizada por QLF é inferior à dos tecidos duros dentários sãos. Assim, as áreas desmineralizadas aparecem como regiões escuras, enquanto que, à luz do dia normal, apareceriam como manchas brancas. Por vezes, com a QLF, observa-se uma fluorescência vermelha. A fluorescência é de natureza extrínseca e é emitida por porfirinas metabolizadas por bactérias na placa bacteriana, no cálculo ou numa lesão cariosa infetada.[59]

As perturbações do desenvolvimento visualizadas com QLF podem ter um aspeto semelhante ao das lesões de manchas brancas. Aparecem como manchas escuras rodeadas por esmalte sólido fluorescente brilhante. No entanto, a localização e o padrão das opacidades do esmalte permitem ao dentista diagnosticar corretamente a doença.

A fluorescência quantitativa induzida por luz pode ser útil para detetar margens imperfeitas através de uma fluorescência avermelhada, caracterizando uma microinfiltração e uma qualidade inferior da interface entre o material de enchimento ou selante e a substância dentária. Assim, a QLF pode apoiar o processo de tomada de decisão sobre se uma restauração deve ser controlada ou substituída. A QLF é uma ferramenta útil para visualizar a placa bacteriana que não é clinicamente visível à luz do dia, mas que é claramente visível no ecrã do computador.[60]

Limitações do QLF :

As lesões que não se limitam a uma superfície, mas que se situam mesiobucalmente ou distobucalmente (lesões de cárie circulares) não podem ser registadas, porque o eixo ótico do dispositivo QLF tem de ser orientado perpendicularmente à superfície do dente.[60]

5. FLUORESCÊNCIA QUANTITATIVA INDUZIDA POR LASER:

O termo Fluorescência Quantitativa a Laser foi aplicado ao método de investigação que consiste em medir a fluorescência dentária induzida após a utilização de luz laser próxima de 488nm para quantificar a desmineralização dentária da lesão de cárie. Este método está relacionado com o método de fluorescência filtrada endoscópica. Recentemente, verificou-se que os metabolitos bacterianos presentes nas cáries produzem fluorescência que pode ser reforçada pela luz laser. A fluorescência laser quantitativa (QLF) é um meio pelo qual a fluorescência induzida por laser pode ser medida para quantificar a desmineralização dentária. Neste caso, o dente é iluminado com um feixe largo de luz azul (488nm) de um laser de iões de árgon. A fluorescência no esmalte é observada na gama de 540nm. Esta fluorescência é observada através de um filtro passa-alto amarelo (520nm) para excluir a luz laser azul dispersa pelo dente. O esmalte desmineralizado aparece escuro e isto pode ser registado numa película fotográfica ou medido através de um computador.[61]

Recentemente, foi introduzido um sistema comercial de fluorescência a laser, denominado Kavo-DIAGNOdent. O DIAGNOdent é um laser de díodo portátil com uma sonda de fibra ótica concebido para utilização comercial. Este utiliza luz laser vermelha (665nm) através de uma sonda de fibra ótica para examinar a superfície do dente. A superfície normal de um dente saudável não apresenta fluorescência, resultando numa leitura baixa no ecrã. A estrutura dentária cariada produz uma fluorescência considerável que é revelada como uma leitura numérica digital (0-99) no ecrã. Isto também é indicado por um sinal de áudio. Embora o Diagnodent não seja convencionalmente utilizado para a deteção de cáries residuais, o instrumento detecta a fluorescência produzida pelos metabolitos bacterianos nos tecidos dentários cariados.[61] A fluorescência laranja-vermelha da dentina é indicativa de cárie residual. A ausência de dentina fluorescente vermelho-alaranjada indica que a cárie foi removida.[61]

Um desenvolvimento comercial da LfF é o dispositivo de fluorescência quantitativa a laser de díodo alimentado por bateria (Diagnodent). A unidade emite luz com um comprimento de onda de 655 nm a partir de um feixe de fibra ótica direcionado para a superfície oclusal de um dente. Um segundo feixe de fibra ótica recebe o feixe de luz fluorescente refletido e às alterações causadas pela desmineralização é atribuído um valor numérico, que é apresentado no monitor. O sistema é calibrado para um padrão fornecido e para o esmalte de referência (sólido). As instruções do sistema Diagnodent especificam que a área oclusal a ser diagnosticada deve estar limpa, porque a placa bacteriana, o tártaro e a descoloração podem dar valores falsos. É utilizada uma sonda laser para percorrer a área da fissura num movimento de varrimento. São apresentados dois valores, um valor atual para a posição da sonda (momento) e um valor máximo para toda a superfície.[56]

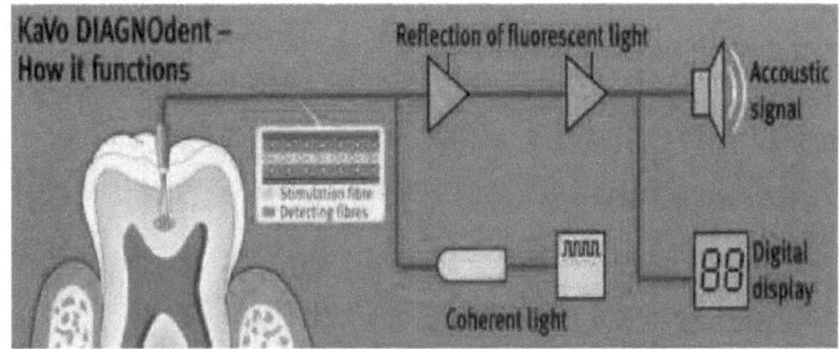

Figura 20: Dispositivo de fluorescência laser (Diagnodent)

Os limites de corte recomendados para o dispositivo Diagnodent são:-

0-13: Sem cáries

14-20: Cáries de esmalte e cuidados preventivos aconselhados

21-30: Cárie dentária e cuidados preventivos ou cirúrgicos aconselhados, dependendo da avaliação do risco de cárie

> **30:** Cuidados cirúrgicos aconselhados

O sistema Diagnodent utiliza um filtro de 680 nm e detecta a cárie medindo as alterações na intensidade da fluorescência em vez de analisar as diferenças espectrais. Os resultados típicos do LIF mostram uma forte correlação apenas com o grau de desmineralização do esmalte, mas nenhuma correlação com o grau de cárie dentária. Além disso, o diagnóstico do grau de desmineralização do esmalte está limitado à profundidade.

Relativamente ao dispositivo Diagnodent, foi postulado que a luz do laser de díodo não alcança as camadas dentinárias mais profundas, o que explicaria a incapacidade relatada do dispositivo para distinguir entre cáries superficiais e dentinárias in vivo.

Lussi et al[56] a especificidade da LIF não foi significativamente diferente da da inspeção visual ou da radiografia quando todas as lesões foram consideradas.

A QLF é mais adequada para o diagnóstico longitudinal de lesões precoces de cárie do esmalte em superfícies lisas acessíveis, e muitas investigações envolveram a monitorização de lesões de manchas brancas, como as observadas em pacientes ortodônticos durante o tratamento e após a remoção de bráquetes.[61]

VANTAGENS:

> Método fiável para o diagnóstico precoce de cáries oclusais.

> Método cómodo e rápido.

DESVANTAGENS:

> Caro.

> Não consegue distinguir entre cáries, hipoplasia e manchas.

> Não consegue distinguir entre lesões activas e inactivas.

6. MEDIÇÕES DE RESISTÊNCIA ELECTRÓNICA:

Uma das caraterísticas mais marcantes da lesão cariosa natural é o facto de a camada de esmalte permanecer quase intacta, embora o corpo da lesão possa ter perdido a maior parte do seu mineral. Um gradiente na solubilidade do mineral do esmalte ou na permeabilidade do esmalte com a profundidade torna possível esta forma peculiar de desmineralização.

Em 1951, Pincus foi o primeiro a sugerir que a resistência eléctrica do dente pode ser utilizada para examinar os dentes molares quanto à presença de cáries dentárias. Mayuzami demonstrou que, quando era aplicado um potencial inferior a um volt, a resistência superior a 600000 ohms indicava que o dente não tinha cáries. Uma resistência inferior a 250000 ohms indicava a presença de cárie envolvendo a dentina. A baixa condutância do dente é causada principalmente pelo esmalte. Em locais onde o volume de poros do esmalte é maior, a condutância eléctrica aumenta consideravelmente. Uma vez que a condutância do dente e a resistência são inversamente proporcionais, o aumento da condutância ou a diminuição da resistência é indicativo da presença de hipo e/ou desmineralização. O aumento do volume dos poros deve-se à formação de cavidades microscópicas, que são preenchidas com saliva para formar vias condutoras para a transmissão eléctrica.[62]

Tanto o Diagnodent como o ECM podem ser potencialmente influenciados pela presença ou ausência de manchas na superfície do dente. No caso do instrumento Diagnodent, a mancha pode bloquear a fluorescência da estrutura dentária subjacente ou ser uma fonte de fluorescência da própria superfície ou de uma parte mais profunda do dente. Relativamente à ECM, as manchas podem influenciar a porosidade da superfície e das camadas mais profundas do dente e a quantidade de água contida na lesão.

Uma descoberta importante foi a influência das manchas e das lesões de manchas castanhas no desempenho dos instrumentos ECM e Diagnodent. Este facto tem duas implicações importantes.

Em primeiro lugar, é importante, ao avaliar o desempenho destes instrumentos, que as manchas castanhas e as lesões de manchas sejam incluídas na amostra,

Em segundo lugar, os dados sugerem que o desempenho do diagnóstico pode ser melhorado se se considerarem diferentes pontos de corte para as lesões do esmalte e da dentina, com ou sem a presença de manchas castanhas ou lesões coradas.[62]

No caso da ECM, a presença de manchas tende a aumentar a resistência da superfície, pelo que foram necessários valores de corte mais elevados para detetar a doença. É possível que isto se deva ao facto de o esmalte ser menos poroso e conter menos água quando as manchas estão presentes. Em contraste, para o Diagnodent, a pontuação foi mais elevada na presença de manchas e, por conseguinte, o ponto de corte teve de ser muito mais elevado.

Conclui-se que o desempenho de diagnóstico de todos os métodos é reduzido na presença de manchas e lesões castanhas. No caso do ECM e do Diagnodent, podem ser necessários valores de corte diferentes quando estão presentes manchas e lesões castanhas.

7. MEDIÇÕES DE CONDUTÂNCIA ELÉCTRICA (ECM):

A ideia de um método elétrico de detcção de cáries remonta a 1878, segundo o qual a superfície sã do dente possui uma condutividade limitada ou nula, enquanto o esmalte cariado ou desmineralizado possui uma condutividade mensurável que aumenta com o aumento da desmineralização. Com a diminuição da espessura e o aumento da porosidade, o desempenho da resistência eléctrica tem sido reportado como sendo tão válido ou melhor do que os meios mais tradicionais de diagnóstico de cáries de fissura.[62]

Com base nas diferenças na condutância eléctrica do esmalte cariado e sadio, foram desenvolvidos e testados dois instrumentos na década de 1980: O Detetor de Cáries Eletrónico Vanguard e o Medidor de Cáries. Ambos os instrumentos medem a condutância eléctrica entre a ponta da sonda colocada na fissura e um conetor ligado a uma área de elevada condutividade (pele ou gengiva).

A condutância medida, que era uma variável contínua, foi então convertida numa escala ordinal: 0-9 para o sistema Vanguard e 4 luzes coloridas para o Caries Meter.

Medidor de cáries:

Funciona colocando uma sonda sólida numa superfície oclusal seca com uma gota de soro fisiológico nas fossas e fissuras e observando a extensão da cárie conforme indicado pelas luzes coloridas.[63]

> A cor verde indica uma superfície sã, sem cáries.

> O amarelo indica cáries de esmalte

> Laranja indica cárie dentária

> A cor vermelha indica cáries que se estendem para a polpa.

E para evitar a polarização, ambos os sistemas utilizam uma tensão alternada de baixa frequência, 25 Hz e 400Hz, respetivamente.

A humidade e a saliva são removidas por um fluxo contínuo de ar no sistema Vanguard para evitar a condutância da superfície. O aumento do caudal de ar para um mínimo de 7,5 L/min aumentou a sensibilidade para 92% e a especificidade para 82%. A baixa especificidade e sensibilidade foi um achado comum nos primeiros ensaios de instrumentos de diagnóstico que utilizavam ECM e, como resultado, muitos dos sistemas anteriores já não estão a ser utilizados. Atualmente, sugere-se que a ECM seja utilizada em conjunto com outros métodos para melhorar o diagnóstico de cáries oclusais, sendo utilizada como suplemento na identificação e monitorização de locais em que a intervenção não invasiva está indicada para o controlo de cáries, pelo que o futuro da utilização da ECM como meio primário de diagnóstico de cáries oclusais é promissor.

Vantagens:

> Pode monitorizar a evolução das cáries.

> Mais exato no diagnóstico de cáries oclusais precoces do que o método visual, as radiografias ou o FOTE

Desvantagens:

> As áreas hipomineralizadas e as fissuras no esmalte podem causar leituras incorrectas.

> Procedimento moroso.

8. ULTRASOUND:

O ultrassom é a utilização de ondas sonoras para deteção. Lee, em 1971, afirmou que os ultra-sons oferecem um potencial considerável como instrumento de diagnóstico da cárie dentária. Afirmou também que é realista prever que os ultra-sons aumentem o potencial de diagnóstico do dentista e possam também fornecer medições quantitativas. Em contraste com a radiação electromagnética, como os raios X e a luz visível, que são suportados e propagados no espaço.[64]

A radiação mecânica requer a matéria como meio. Assim, a composição e a estrutura da matéria determinam a facilidade de transmissão dos ultra-sons através dela. A utilização de ondas sonoras de alta frequência (ultra-sons) como método de inspeção e imagiologia tem sido utilizada no domínio da engenharia há muitos anos como método não destrutivo. Na medicina, a imagiologia por ultra-sons dos tecidos duros dentários tem sido investigada.[64]

Foi desenvolvido um novo detetor ultrassónico de cáries aproximais (denominado Ultrasound caries Detetor [UCD]; Novadent Ltd, Savyon, Israel) que funciona através da transmissão de ondas ultra-sónicas, semelhante ao processo descrito pela primeira vez por ***Rayleigh.***[65] Com a utilização deste instrumento, a velocidade sónica e a impedância acústica específica podem ser determinadas para a dentina e o esmalte, bem como para os tecidos moles e o osso. A velocidade sónica é o tempo necessário para que o impulso sónico viaje da fonte para o alvo e o eco sónico retorne. A impedância acústica específica é o produto da velocidade sónica e da densidade do material. A reflexão na superfície do dente é minimizada através de um bom contacto entre a haste condutora de alumínio e a superfície do material.

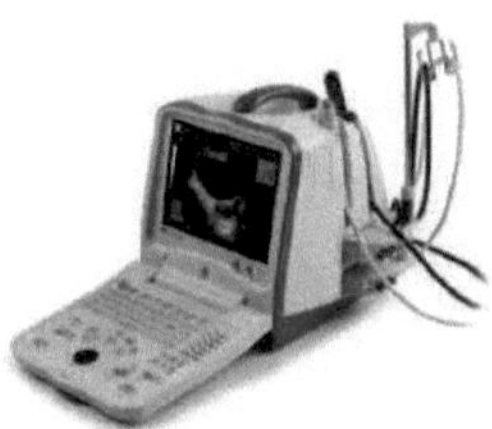

Figura 21: Detetor de cáries por ultra-sons [Novadent Ltd, Savyon, Israel]

Ziv et al[64] utilizaram o diagnóstico histológico como padrão de ouro e, na comparação, concluíram que o detetor de cáries ultrassónico apresenta um diagnóstico melhorado, objetivo, livre de radiação, conveniente e rápido de cáries proximais, apresentando assim uma alternativa substancialmente melhorada às radiografias bitewing com ou sem película. Em condições in-vitro, o dispositivo de diagnóstico por ultra-sons teve uma sensibilidade e especificidade mais elevadas, em termos de deteção de lesões de cárie aproximadas, do que as radiografias bite-wing.

Uma imagem para o sistema de deteção de cáries por ultra-sons consiste num recetor de impulsos ultra-sónicos controlado por um computador pessoal e uma sonda ligada ao punho. O sinal no ecrã revela uma reflexão acústica de uma lesão de cárie cavitada aproximada. Foi pedido aos observadores que decidissem, utilizando uma escala de confiança de 5 pontos, examinar a cárie na estrutura dentária aproximada. As respostas foram:

1. Definitivamente presente

2. Provavelmente presente

3. fcannottell

4. Provavelmente não está presente

5. Definitivamente não está presente

Além disso, as radiografias foram classificadas de acordo com o sistema de classificação aconselhado por ***Marthaler***[66] em que:

Ro é uma superfície intacta

Ri é uma radiolucência limitada à metade exterior do esmalte R2 é uma radiolucência evidente na metade interior do esmalte

Rs é uma radiolucência evidente na metade externa da dentina R4 é uma radiolucência evidente na metade interna da dentina.

O dispositivo UCD utiliza o método pulso-eco e tem 3 componentes:

1. Software

2. Hardware

3. Transdutor

A superfície do dente, em particular a camada externa do esmalte, é altamente uniforme em termos de propriedades ultra-sónicas. Através da utilização de ondas ultra-sónicas longitudinais, obtém-se um perfil específico de ecos ultra-sónicos da superfície do esmalte, da junção dentino-esmalte e da junção pulpo-dentinária. Foram descritas alterações neste perfil em lesões desmineralizadas, sugerindo uma diferença substancial na condutividade sónica entre o esmalte sadio e o desmineralizado. Estas alterações resultam da conversão do esmalte intacto, semelhante ao metal, em estrutura dentária desmineralizada rica em água.[64]

A deteção destas lesões está dependente do contacto entre a sonda ultra-sónica e o dente; tais contactos não podem ser formados em locais aproximados. O UCD transmite ondas ultra-sónicas superficiais que migram ininterruptamente em contornos lisos, planos ou curvos. Os ângulos agudos e as interfaces presentes na superfície, longe do local de contacto com a sonda ultra-sónica, produzem ecos distintos e a amplitude e a forma desses ecos dependem da geometria dessas interferências.[64]

Foram avaliadas muitas técnicas de diagnóstico para a deteção de cáries proximais, incluindo transiluminação por fibra ótica, transiluminação digital por fibra ótica, espetroscopia independente, xeroradiografia e radiografia digital. Apesar das suas limitações, a radiografia da asa da mordida continua a ser o método mais comummente utilizado para diagnosticar cáries dentárias aproximadas/proximais; no entanto, serve apenas como um guia para a presença de cáries. Uma vez que as radiografias não permitem determinar com exatidão a progressão da cárie proximal e também expõem o paciente a uma dose relativamente elevada de radiação ionizante, torna-se útil um método alternativo como o UCD.[65]

9. CORANTES NA DETECÇÃO DE CÁRIES:

Os corantes têm uma utilização generalizada em medicina, biologia e medicina dentária. Se um objeto for difícil de distinguir do seu fundo, a cor induzida por um corante pode facilitar a sua visualização ou, se vários objectos tiverem uma aparência semelhante, a coloração com um corante fará a distinção entre eles e permitirá uma melhor identificação.

A observação da coloração pode ser quantitativa ou qualitativa.[67]

Para uma avaliação qualitativa, é suficiente observar uma mudança de cor ou diferenciar os objectos coloridos dos não coloridos.

Para uma avaliação quantitativa, é necessário medir a quantidade de coloração ou a intensidade da coloração. A intensidade da cor pode ser determinada medindo a absorção ou a fluorescência, que são grandezas opostas. A absorção pode ser medida através da quantificação da diminuição da intensidade da luz num determinado comprimento de onda e a fluorescência através da quantificação do aumento da intensidade da luz num determinado comprimento de onda. Na maioria das vezes, observa-se o aspeto visual dos corantes porque, tradicionalmente, para o diagnóstico, a identificação é mais importante do que a quantificação.[67]

Corantes utilizados para o diagnóstico de cáries do esmalte:

Os corantes Procion, que são utilizados em neurologia como corantes vitais, têm sido utilizados para corar as lesões de cárie do esmalte, mas a coloração é irreversível, uma vez que o corante reage com o -OH e o $-NH_2$ da estrutura dentária e actua como fixador.

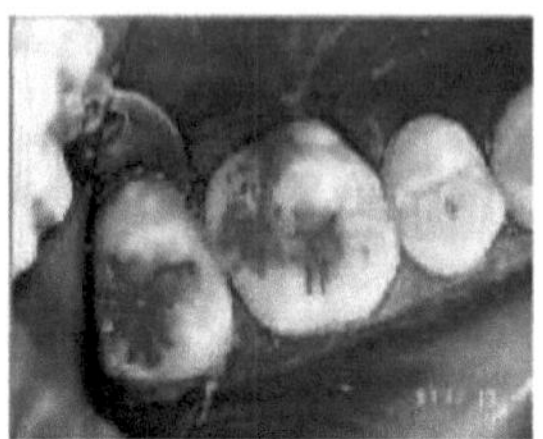

Figura 22: Corante Procion utilizado na estrutura dentária

Para medir a infiltração no esmalte cariado, é utilizada a calceína. ***Broke et al***[66] utilizaram a calceína [fluoresceína -3, 3 ácido bismethyliminodiacetic], um corante que pode complexar com iões de cálcio. Embora o corante tenha penetrado nalgumas áreas do tecido cariado, a extensão da penetração alcançada foi inferior à das condições in-vitro.

Schwarler[67] utilizou o corante ZyglozL-30A tanto em condições in-vitro como in-vivo. Este corante pode ser recuperado dissolvendo os blocos de esmalte em ácido clorídrico e distração por ciclo-hexano e a quantificação é feita através da medição com um espetrofotómetro de fluorescência, sendo então possível quantificar o tempo de desmineralização in-vitro pela quantidade de corante medida. Outro método de quantificação é a medição da fluorescência por meio de fotodíodos e fibras ópticas enquanto o corante ainda está presente na lesão, como sugerido por ***Van de Rijke et al.***[68]

Corantes utilizados para o diagnóstico de cáries dentárias:

Na dentina cariada humana podem ser observadas duas camadas de descalcificação: uma camada de dentina descalcificada, que é mole e não pode ser remineralizada e uma segunda camada descalcificada, que é dura, com uma descalcificação intermédia e pode ser remineralizada. Foram testados vários corantes em dentes extraídos para diferenciar as duas camadas e ***Fusayama et al***[69] verificaram que a fuschina básica a 0,5% em propilenoglicol é bem sucedida.

Franco et al[70] compararam o julgamento clínico de professores de odontologia na determinação da remoção completa de cáries dentárias com e sem solução de corante e verificaram que o corante fuschin básico a 0,5% ajudou muito na melhor remoção de cáries dentárias.

Kuboki e Fusayama[69] estabeleceram que a coloração do corante não se deve à perda de mineral, como se pensava anteriormente, mas que o corante corou preferencialmente as fibras de colagénio desnaturadas na dentina infetada que foi deixada para trás.

Strark et al[71] estudaram as propriedades de deteção de cáries do corante fuschin básico a 0,5%, juntamente com o seu efeito antibacteriano, e concluíram que a dentina cariada corada aparece castanho-escura, enquanto a estrutura dentinária saudável foi corada ligeiramente amarelada.

10. ABRASÃO POR MICRO-AR:

A abrasão a ar foi desenvolvida na década de 1940 como uma alternativa aos aparelhos de cabeça de baixa velocidade, acionados por correia, utilizados nessa altura. A S.S. White Company introduziu a unidade de abrasão a ar Airdent em 1951. A tecnologia gozou de um breve período de popularidade devido aos seus aspectos favoráveis ao paciente; sem calor, vibração ou ruído de condução óssea. No entanto, a chegada do rotor de ar Borden, a primeira peça de mão com turbina de ar, no final dos anos 50, substituiu rapidamente essas alternativas.[71]

Desde o seu recente reaparecimento, a tecnologia de abrasivos a ar oferece novamente uma alternativa às peças de mão convencionais. ***Goldstein et al***[72] ***analisaram*** as caraterísticas do sistema abrasivo a ar:- O sistema abrasivo a ar utiliza um fluxo de partículas estreitamente focado que abrasa a estrutura dentária em proporção ao tamanho das partículas, à pressão do ar e à distância do bocal utilizado. Por conseguinte, esta tecnologia recentemente renovada pode proporcionar um meio mais conservador de diagnóstico de cáries em fossas e fissuras.

Este método é particularmente vantajoso no exame de áreas escurecidas no fundo de poços e ranhuras. Se for detectada uma área escurecida suspeita num exame visual, a tecnologia de abrasão a ar pode ser utilizada para lançar rajadas curtas de pó de alfa-alumina nas cavidades ou ranhuras. Se o material escurecido for uma mancha ou um tampão orgânico, a ação abrasiva eliminá-lo-á rapidamente, deixando intactos todos os micrómetros de estrutura dentária saudável. Frequentemente, as breves descargas do dispositivo revelam cáries subjacentes mascaradas pela mancha e estas cáries anteriormente não detectadas podem mesmo penetrar na dentina.

Shetty[73] afirmou que a utilização da tecnologia de abrasão a ar é útil na remoção do tampão orgânico que cobre a superfície do dente e, assim, ajuda a uma melhor visualização das fossas e fissuras que, de outra forma, ficariam obscurecidas.

11. CÂMARA DE INFRAVERMELHOS:

Matsuyama et al[74] utilizaram câmaras de infravermelhos para detetar lesões sub-superficiais. Existe uma porosidade alargada nas lesões de cárie do esmalte subsuperficial e a água ocupa estes defeitos. A câmara de infravermelhos foi utilizada para medir a queda de temperatura na superfície da lesão causada pela evaporação da água no corpo da lesão de cárie. As alterações termográficas foram captadas e os dentes da amostra foram seccionados e o perfil mineral das imagens micro-radiográficas foi utilizado para calcular a perda mineral e a profundidade da lesão. Estes resultados mostraram que a câmara de infravermelhos era capaz de visualizar claramente as áreas desmineralizadas e foi encontrada uma correlação significativa entre a temperatura na superfície da lesão e o grau de perda mineral. Assim, a câmara de infravermelhos pode constituir uma ferramenta potencial para a deteção quantitativa de lesões cariosas precoces sem qualquer invasão da estrutura dentária.

12. VIDEOSCÓPIO / ENDOSCÓPIO:

O aumento do conhecimento sobre as limitações dos métodos convencionais de diagnóstico de cáries e as alterações na morfologia das lesões actuam como um estímulo para o desenvolvimento de novos meios de diagnóstico.

Recentemente, os autores demonstraram o potencial clínico do diagnóstico endoscópico de cáries. ***Pitts et al***[75] avaliaram a viabilidade da utilização de um dispositivo de câmara de vídeo em miniatura (Videoscope) como ferramenta de diagnóstico. Uma câmara de vídeo CCD a cores miniatura patenteada (Panasonic

WV-CDI) foi montado num suporte de espelho metálico feito à medida. Este foi concebido de modo a que a imagem de um espelho intra-oral pudesse ser visualizada num monitor de televisão e gravada. O videoscópio também incorpora um cabo de luz de fibra ótica para fornecer iluminação e um tubo de plástico para conduzir através do espelho.

A técnica endoscópica baseia-se na observação da fluorescência que ocorre quando o dente é iluminado com luz azul no intervalo de comprimento de onda de 400-500 nm. O esmalte cariado e o esmalte sadio demonstram uma fluorescência diferente e esta diferença é observada quando o dente fluorescente é visto através de um filtro de gelatina de banda larga específico, as lesões de manchas brancas aparecem mais escuras do que o esmalte sadio.

Da mesma forma, uma fonte de luz branca pode ser ligada a um endoscópio através de um cabo de fibra ótica, para que os dentes possam ser visualizados sem filtro. Esta técnica é referida como endoscopia de luz branca.[75] Foi demonstrado que esta técnica permite a visualização de pequenas lesões cariosas no esmalte que são difíceis de detetar a olho nu ou com radiografias.

Adicionalmente, pode ser utilizada uma câmara para armazenar a imagem. A integração da câmara com o endoscópio é designada por videoscopia. Uma câmara de vídeo a cores em miniatura é montada num suporte de espelho metálico feito à medida. Este é concebido de forma a que a imagem da superfície do esmalte possa ser visualizada diretamente num ecrã de televisão. As cassetes de vídeo são visualizadas por examinadores independentes especializados que também examinaram o dente visualmente e através de métodos de diagnóstico convencionais.

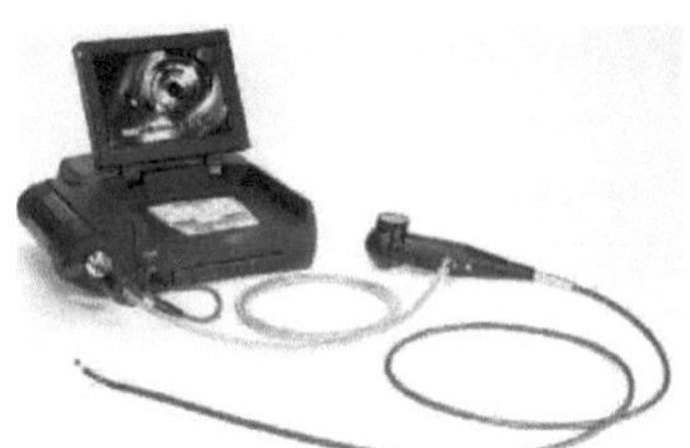

Figura 23: Videoscópio

Vantagens:

1. Para o diagnóstico precoce de cáries incipientes do esmalte.
2. Mais exato do que as radiografias.
3. Fornece uma imagem ampliada.

Desvantagens:

1. Caro.
2. Demora muito tempo.

D. MÉTODOS RADIOGRÁFICOS MAIS RECENTES:

1. TOMOGRAFIA COMPUTORIZADA DE ABERTURA SINTONIZADA [TACTO]:

Nair et al[6] descobriram que, em comparação com os actuais sistemas de diagnóstico, o TACT é mais promissor na deteção de cáries recorrentes. Com a TACT, torna-se possível progredir visualmente através de cortes da anatomia coronal do dente e observar as regiões de interesse para o diagnóstico de lesões de cárie. Assim, uma vantagem da TACT é que um clínico pode isolar e examinar projecções individuais de uma região, limitando a informação à profundidade de interesse no volume radiográfico.

A deteção de cáries recorrentes continua a ser um problema de diagnóstico de grande importância clínica na prática da medicina dentária, uma vez que não é fácil de detetar devido a numerosos factores complicadores:

Estes incluem: (1) Proximidade com as restaurações adjacentes (2) Pequeno tamanho da lesão de cárie inicial (3) Grau de radiopacidade do material restaurador acima da lesão de cárie (4) Inadequação do método de diagnóstico que é empregado rotineiramente (5) Geometria da projeção radiográfica (6) Alinhamento da dentição. A análise radiográfica de filmes periapicais e bitewing para a deteção de cáries recorrentes foram os melhores métodos de diagnóstico disponíveis durante décadas até à utilização de técnicas de imagiologia baseadas em computador, resultando no desenvolvimento de sistemas digitais que prometem melhorar o diagnóstico de cáries em contextos clínicos.[76] Os clínicos têm utilizado o explorador dentário, a ampliação, a transiluminação, o exame radiográfico intra-oral e a avaliação visual das alterações de cor/translucidez para detetar cáries; mas nenhuma destas técnicas proporcionou um nível adequado de eficácia de diagnóstico de cáries dentárias.

O TACT oferece uma estratégia de amostragem melhorada em comparação com as imagens de película, através do processamento pós-aquisição de um conjunto de projecções bidimensionais arbitrariamente escolhidas de geometria diferente. Um algoritmo de formação de imagem tridimensional facilita a visualização das imagens sintetizadas criadas a partir das projecções radiográficas individuais.

O padrão de amostragem das projecções convencionais pode ser alterado para melhorar a resolução dos cortes de imagem sintetizados na terceira dimensão, ajustando o número de projecções e a disparidade angular entre as projecções à tarefa em causa, daí o termo "tomografia computorizada de abertura sintonizada".[76] A imagiologia TACT é muito promissora e poderá vir a ser a modalidade de escolha na imagiologia de cáries recorrentes em contextos clínicos. A TACT é um bom sistema adjuvante de apoio à decisão que pode ser utilizado nos casos em que é extremamente difícil chegar a um diagnóstico conclusivo de cárie.

O TACT não requer muito equipamento novo e pode ser adicionado aos sistemas básicos de imagiologia digital existentes sem incorrer em custos elevados de instalação. É necessário adquirir um mínimo de oito imagens para a reconstrução TACT para o diagnóstico de qualquer lesão de cárie. Não existe um número máximo definido de imagens e qualquer número destas pode ser adquirido através de diferentes geometrias de projeção para permitir a reformatação TACT. Assim, o TACT promete oferecer uma alternativa económica à TC e uma pequena experiência em imagiologia digital pode fazer uso das capacidades tomográficas do software, adicionando o pacote a um sistema radiográfico existente.[76]

A adoção do TACT pela profissão dentária dependerá não só da sua promessa tecnológica, mas também da sua facilidade de utilização e baixo custo no contexto clínico. A deteção de lesões de cárie seria provavelmente maior se as superfícies proximais pudessem ser inspeccionadas individualmente.

A tomografia computorizada de abertura sintonizada (TACT) envolve a aquisição de várias imagens convencionais (bidimensionais) de um objeto a partir de diferentes ângulos de projeção e a sua reconstrução como fatias desse objeto semelhantes a tomogramas. Com o algoritmo de reconstrução padrão, conhecido como método da média, cada pixel do corte reconstruído tem um valor de brilho que é uma média dos valores dos pixels deslocados correspondentes nas imagens de base. Devido a esta caraterística, o último método gera cortes nos quais as estruturas desfocadas são vistas como múltiplos duplicados deslocados lateralmente em níveis de contraste mais baixos - mas ainda assim visualmente óbvios - (artefactos de "anelamento"). Estes artefactos podem ser o maior problema associado às reconstruções TACT. São perturbadores para o observador e prejudiciais para a qualidade da imagem e podem, por isso, levar a uma interpretação incorrecta dos cortes reconstruídos. A restauração iterativa é normalmente utilizada para atenuar os efeitos destes artefactos.[76]

Um algoritmo de reconstrução disponível apenas nas versões mais recentes do software proprietário é conhecido como o método mínimo ou de minimização. Este método utiliza o valor mínimo dos pixels deslocados em vez do valor médio, de modo a que apenas os pixels projectados caracterizados pelo brilho mínimo dos pixels sejam mantidos. Como cada elemento (pixel) da imagem reconstruída é gerado a partir de apenas uma das projecções, e não da média delas, os cortes gerados pelo método mínimo não apresentam artefactos de anelamento. No entanto, devido a esta mesma caraterística, também pode ocorrer uma perda de informações importantes para o diagnóstico.[76]

A especificidade para a deteção de cáries oclusais foi ligeiramente superior com o método mínimo, enquanto que para a deteção de cáries proximais foi ligeiramente inferior. Ao mesmo tempo, as sensibilidades foram geralmente mais elevadas com o método médio para ambas as tarefas de deteção.

2. IMAGIOLOGIA POR IMPULSOS TERA HERTZ:

A imagiologia por impulsos de terahertz (TPI) é uma técnica de imagiologia relativamente nova que tem sido demonstrada em aplicações não biológicas e biológicas. O esquema de deteção coerente utiliza apenas micro-watts de radiação que não é ionizante. Foi observada uma maior atenuação da radiação terahertz no esmalte cariado em comparação com o esmalte saudável. O esmalte hipomineralizado tinha diferentes espectros de absorção e contraste em comparação com o esmalte cariado nas imagens TPI.[77]

Ao contrário da radiografia, a TPI também fornece um espetro de diferentes frequências para cada pixel medido. Isto oferece a possibilidade de utilizar o espetro para diagnósticos que vão para além da simples medição dos níveis de mineralização. Muitos materiais têm absorções ressonantes em frequências de terahertz, o que leva a "impressões digitais espectrais" que podem ser utilizadas para identificar os materiais.

A atenuação de terahertz nas cáries foi mais elevada do que no esmalte e na dentina. A modalidade de reflexão é utilizada eficazmente para detetar cáries iniciais do esmalte e cáries dentárias. A radiação terahertz tem uma frequência e um comprimento de onda de quase três ordens de grandeza da luz visível.[77] O tecido cariado não absorve os impulsos terahertz, mas antes os dispersa, sendo este o mecanismo de atenuação. Devido ao facto de o feixe de terahertz ser grande em relação à largura vestibulolingual da lesão de cárie, a lesão aparece mais larga nas imagens de reflexão TPI do que na imagem microscópica visível - um tamanho de feixe optimizado melhoraria a nitidez e o contraste da imagem. O aumento da porosidade associado à doença dentária aumenta a dispersão da luz terahertz, atenuando-a assim nas imagens.[77]

3. TOMOGRAFIA DE COERÊNCIA ÓPTICA:

A Tomografia de Coerência Ótica (OCT) é um método de imagiologia desenvolvido para estruturas transparentes e semi-transparentes. Os dentes pertencem a esta última categoria. Foi inicialmente desenvolvido em medicina para utilização em oftalmologia antes de ser desenvolvido para utilização na pele e nos tecidos do trato gastrointestinal. Nos últimos 12 anos, o interesse pela utilização da OCT na imagiologia dentária tem vindo a aumentar.

Baumgartner et al[78] afirmaram que a maioria das técnicas de OCT descritas para a obtenção de imagens de tecidos dentários utilizou comprimentos de onda de luz de 840 a 1310 nm. Isto resultou em profundidades de imagem de 0,6 a 2-0 mm, respetivamente. A OCT baseia-se na interferência da luz. Quando um feixe de luz é dividido em dois e depois recombinado, a interferência produz um padrão, cuja intensidade é determinada pelo nível de luz em cada feixe. A OCT utiliza Díodos Super Luminescentes (SLD) como fonte de luz. Este tipo de fonte produz luz com uma vasta gama de comprimentos de onda, cada um dos quais produzirá o seu próprio padrão de interferência. No entanto, em determinadas circunstâncias, a fusão dos padrões de interferência resulta na desfocagem de alguns sinais e, consequentemente, as imagens ficam desfocadas. Os sinais que não são desfocados são os que podem ser detectados e conferem à técnica a sua capacidade de seccionar opticamente as amostras com uma boa imagem.

O método foi ainda melhorado através da medição das alterações na polarização dos feixes de luz à medida que atravessam a estrutura dentária. De relevância clínica, é o desenvolvimento de protótipos de peças de mão para OCT intra-oral. Foi efectuada a análise de lesões de cárie e as alterações no sinal estão relacionadas com o grau de dispersão e possivelmente com o grau de mineralização. A OCT foi utilizada para avaliar a interface restauração-dente em restaurações semi-transparentes. Este facto pode ter implicações no diagnóstico não invasivo de cáries secundárias. Como em todos os métodos ópticos, é provável que a absorção de qualquer corante pela estrutura dentária comprometa a técnica.

CONCLUSÃO

A cárie dentária é uma doença bio-social cujas causas estão enraizadas na cultura e na economia da nossa sociedade. Um diagnóstico incorreto resulta num plano de tratamento incorreto. Utilizando tecnologia emergente, os clínicos poderão diagnosticar cáries dentárias incipientes (desmineralização) numa fase mais precoce do que as lesões de manchas brancas clinicamente visíveis.

A cárie dentária é um processo dinâmico, que nas suas fases iniciais é reversível e, mesmo nas fases mais avançadas, pode ser travado. O risco potencial de não se detetar uma cárie precoce é também menor nos doentes que regressam regularmente para exames dentários de rotina. Em todas as decisões de tratamento, os clínicos devem estar conscientes das limitações dos métodos de diagnóstico utilizados. É necessário um julgamento clínico pormenorizado com base na história do caso do paciente, no exame visual, numa melhor revisão das radiografias e na probabilidade de doença para se obter um tratamento dentário ótimo.

Atualmente, encontramo-nos numa encruzilhada no diagnóstico da cárie dentária, em que os métodos de diagnóstico mais antigos já não são adequados, mas as novas metodologias ainda estão a ser desenvolvidas ou ainda não são amplamente encorajadas. Devido à natureza mutável do processo de doença associado à cárie dentária e ao facto de os nossos métodos tradicionais de deteção da cárie dentária não abordarem estas alterações, a nossa capacidade de diagnosticar a cárie dentária está a tornar-se cada vez mais difícil.

Embora atualmente não exista um método de diagnóstico único no horizonte que possa detetar de forma fiável lesões pré-cavitadas em todas as superfícies dentárias, as perspectivas parecem favoráveis com a investigação e o desenvolvimento científicos contínuos. As novas tecnologias fornecem informações suplementares, mas não podem substituir totalmente os métodos de diagnóstico de cárie dentária estabelecidos.

REFERÊNCIAS

1. *Gorden Nikiforuk.* Understanding dental caries, Etiology & Mechanism, Basic and Clinical aspects. A Textbook. 2nd Edition. Karger publications;1985.

2. *James S. Wefel, Kevin J Donle.* Cariologia. Dental Clinics Of North America [DCNA]: 1999.W.B. SaundersPublications.

3. *Anders Thylstrup, Old Fegorskov.* Livro-texto de Cariologia. 2nd Edição:1994. Página nº:32-76.

4. *Sturdevant.* Art and Science of Operative Dentistry. Um livro de texto. Capítulo:3; 5th edição:2006. Página nº:86-126

5. *Monte GJ.* Uma nova classificação para a medicina dentária. Quint Int 1997;8;28; Página nº: 301-312.

6. *Vimal.K.Sikri.* Livro de texto de dentisteria operatória. Capítulo:4, 4th Edition.CBS Publishers; 2015

7. *Ernest, Newburn.* Textbook on Cariology, 3ª edição. Publicações Quintescence.1989.Página No:36-98.

8. *Kimberly Nigg, Michael Kanellis.* Janela de infecciosidade. A Textbook. 2nd Edition,1993. Página nº:76-119.

9. Dieta e cárie dentária. Dental Clinics Of North America [DCNA]: 2002.W.B. Saunders Publications.

10. *PerAxelese.* Diagnóstico e previsão de risco de cárie dentária: Um livro didático. Publicações Quintessense:2000

11. *E A MKidd, Sally Joyslon Bechel.* Essentials of dental caries, The disease and its management. Um livro didático. 3rd edition:2005

12. *D.Pappagianis.* Nutrition,growth and metabolism of Microorganisms. Um livro didático de microbiologia. 2nd edition;1998.

13. *E A M Kidd, B G N smith, T F Watson.* Pickards manual of operative dentistry: 8ª edição. Publicações da Universidade de Oxford, 2006.

14. *J R Grundy, John Gly Jones.* Um atlas a cores de dentisteria operatória. 2nd edition; Wolfe Publications 1992.

15. *William .G. Shafer, Bernet. M. Levy, Maynord. G. Hine.* Um livro de texto de patologia oral. Capítulo:9; 6th edição; W.B Saunders Co- Publishers:2007.

16. *RoderickA Cawson, WUHamHBinnie, Andrew WBarrett.* Um livro didático sobre doenças orais. 4th edition. W.B Saunders Co Publishing 1983.

17. *Soben Peter.* Essentials of preventive and community dentistry. Um livro de texto. 4th edição: 2011. Arya Medi Publishing House, Índia.

18. *Steven Steinberg.* Tendências clínicas no diagnóstico e tratamento da cárie dentária. Um manual. 1st edição: 2012.

19. *L. Silverstone.* A dentição e os cuidados dentários. Um manual. 1st edição: 2005

20. *Ramya Raghu, Raghu Srinivasan.* Um livro de texto sobre dentisteria operativa clínica - princípios e prática. Capítulo: 6, 2nd edition.2011. Emmess medical publishers.

21. *Bruszt P.* Relationship of caries incidence in deciduous and permanent dentitions and review of methods of identification of high caries risk groups and individuals (Relação da incidência de cáries nas dentições decídua e permanente e revisão dos métodos de identificação de grupos e indivíduos com elevado risco de cárie). International Dental Journal. 1988; 38:177-189.

22. *Hill LN, Blayney JR, Zimmerman SO.* Dentes decíduos e experiência futura de cárie. J Am Dent Assoc 1967; 74: 430.

23. *Johnson DC, Pappas LR, Cannon.* Factores sociais e diários de dieta de crianças de 2 a 7 anos de idade, livres de cáries e com elevado índice de cáries, que se apresentam para tratamento dentário na Virgínia Ocidental. Federation Dentaire Internationale, Relatório técnico no:l:2002:l;l;21-34.

24. *Robert J.F.* Revisão dos métodos de identificação de grupos e indivíduos com elevado risco de cárie. International Dental Journal. 1988; 38:177189.

25. *Perkins PC.* Cárie dentária em crianças de 9 e 14 anos em três grupos étnicos no Noroeste

de Londres. Br Dent J 1981;4;15:194-198.

26. *Hnnter BP.* Factores de risco na cárie dentária. International Dental Journal. 1988;38:211-217.

27. *Hintzeh Wenzel.* A Diagnostic outcome methods frequently used for caries validation. J Caries Research 2003; 37: 115-124.

28. *Pitts NB.* Diagnóstico clínico da cárie dentária. Uma perspetiva europeia. J Dent Educ 2001;65:973-980

2 9.*Sawle RF, Andlaw RJ.* A cárie oclusal tornou-se mais difícil de diagnosticar? Um estudo comparando lesoes clinicamente não detectadas nos dentes molares de crianças de 14-16 anos de idade em 1974 e 1982. Br Dent J. 19881; 64:209-211.

30. *Newbnrn Ernest.* Problemas no diagnóstico da cárie. Int Dent J 1993; 43:133-142.

31. *Kidd EM.* Diagnóstico de cáries em dentes restaurados. J Oper Dent. 1989;14:149- 158.

32. *Klock B, Krasse B.* Uma comparação entre diferentes métodos de previsão da atividade da cárie. Scand J Dent Res 1979; 87:129-135.

33. *Kidd EAM, Toffenetti F, Mior IA.* Cárie secundária. Int Dent J 1992;42:127-138.

34. *Newburn Ernest.* Problemas no diagnóstico da cárie. Int Dent J.1993; 43:133- 142.

35. *Rudolphy MP, Van Amerongen JP, Penning* CH. Descoloração cinzenta e fratura marginal para o diagnóstico de cáries secundárias em molares com restaurações de amálgama oclusais: Um estudo in vitro. Caries Res J 1995;29:371-376.

36. *Chan CN Daniel.* Métodos e critérios actuais para o diagnóstico da cárie na América do Norte. J Dent Educ.1993; 57;6:422-426.

37. *Ford H, Bergman G, Linden LA.* A ação do explorador em cáries incipientes, citado. Caries Research J. 1988; 22:368-374.

38. *KiddEM-.* Diagnóstico de cáries em dentes restaurados. J Oper Dent 1989; 14:149-158.

39. *Paterson RC, Watts A.* Modem concepts in the diagnosis and treatment of fissure caries. Quintessence Int. 1990:ll;6:45-52

40. *Horowitz.* Problemas no diagnóstico da cárie. Int Dent J.1993;43:133- 142.

41. *Madelcna M, Keszthelyi G.* Sondagem e exame de cáries oclusais. IntDentJ. 1995; 21:63-68.

42. *Wuehrmann AH.* Interpretação roentgenográfica da cárie dentária, monografias práticas, princípios e interpretação. J Oral radiology: 1982;15:329-353.

43. De *Vries HC, Ruiken HM, Koing KG.* Diagnóstico radiográfico versus diagnóstico clínico de lesões cariosas proximais. Caries Res J 1990;24;5:364- 70.

44. Goaz WP, White SC. Radiologia oral: princípios e interpretação, 1986;7:l 26-134.

45. Newbum E. Textbook of Cariology, 2nd edition. Williams & Wilkins Publications 1983.

46.,*Pitts NB.* O exame bitewing como ajuda preventiva para o controlo de cáries proximais. J Clin Prev Dent 1984;6;1:12-15.

47.Ekstrand KR, Kuzmina I, Bjomdal L. Relação entre as caraterísticas externas e histológicas das fases progressivas da cárie na fossa oclusal. Caries Res J. 1995; 29;4:243-50.

48. *Darling HN.* The pathology and prevention of caries. Br Dent J 1959:107:287-296.

49. Francis Mouyen, Christoph Benz. Apresentação e avaliação física do Radio Visio Graphy. Oral Surg Oral Med Oral Pathol 1989;68:238-42.

50. *Barton M. Gratt, Stuart C. White.* Propriedades de imagem da xeroradiografia dentária intra-oral. JADA 1979:9;16:172-181.

51. *Friwdman J, Morton I, Marcus.* Transiluminação da cavidade oral com a utilização de fibras ópticas. JADA:1970;80-96.

52.Bomha JI. Sistemas de iluminação de fibra ótica, o seu papel em medicina dentária. DCNA 1971;15:197-218.

53.Branie J, Leske G. A utilização da transiluminação por fibra ótica para a deteção de cáries proximais. Oral Surg Oral Med Oral Pathol 1973; 36:891-897.

54.Purdell-Lewis,Pot. Uma comparação do diagnóstico radiográfico e de fibra ótica de lesões cariosas proximais. J Dent Res 1998;2:143-148.

55.*Mitropoulos C.* A comparison of fiberoptic transillumination with bitewing radiographs. Brit Dent J 1985;159;l:21-23.

56.*Lussi A, Imw'inkelried S, Longbottom C.* Performance of a laser fluorescence system for the detection of oclusal caries. Caries Res J. 1998;32:297-308.

57. *Monique H, Vander M.*. Estimulação da influência do coeficiente de dispersão do esmalte sonoro na visibilidade da lesão na fluorescência induzida pela luz. Caries Research J. 2002;36:10-18.

58.*Zandona AGF, Analoui M, Beiswanger BB.* Deteção de lesões precoces de cárie em fossas e fissuras oclusais. Caries Research J. 1997;31:324-330

59.*Tranoeus S. De losselin De long, Lussi A.* Quantitative light induced fluorescence for assessment of enamel caries around fillings: Um estudo piloto. Caries Research! 1997;31;351-356.

60.*Gonzalex-Cabezas C, Fontana M, Gomes D, Moosbauer GK.* Deteção precoce de cáries secundárias usando fluorescência quantitativa. J. Operative Dentistry 2003;28;4:415-422.

61. *Riech E, Al Marrawi, Pitts NB.* Validação clínica de um sistema de diagnóstico de cáries a laser. Caries Res J. 1998;32:297-304.

62. *Longbottom C, Pitts NB, Riech E.* Comparação de métodos visuais e eléctricos com um novo dispositivo para deteção de cáries oclusais. Caries Res J.1999;14:134-139.

63. *Borsboom P, Lynch E, Petersson LG.* Teste de uma nova sonda ótica para cáries do esmalte e da raiz na área do visível e do infravermelho próximo. Caries Res J.1995;3:62-68.

64. ZA *V, Gazit D, Beris D, Fuerstein O, Aharonov L.* Avaliação histológica ultra-sónica correlativa e avaliação roentgenográfica de cáries proximais. Caries Res J 1991;1:24-29

65. *Rayliigh.* Diagnóstico de cáries proximais: Radiologia Bitewing versus detetor de cáries por ultrassom. Um estudo in-vitro. J.Oral and maxillofacial radiology. 2003:3;95-102.

66. *Brooke RI, Davidson PR, Robinson R.* Infiltração de esmalte cariado in-vivo. J Dent Res 1972;51:1262-1271.

6 7.*Schwarler R.* Usos de corantes em cariologia. Int Dent J. 1991;41:111- 116.

68. *Van De Rijke JW, Bosch Ten JJ.* Quantificação ótica de lesões de cárie in-vitro através da utilização de um corante fluorescente. J Dent Res 1990;69:1184- 1192.

69. *Knboki Y, Lin CF, Fusayama T.* Mecanismos de coloração diferencial na dentina cariada. J Dent Res 1983;62:713-718.

70.*Franco SI, Kelsey WP.* Remoção de cáries com e sem solução reveladora de fucsina básica. J Dent Res 1981;58:167-172.

71.*Stark MM Hall NC, Nicholson RJ.* 9-Aminoacridina - Um agente antibacteriano eficaz com caraterísticas reveladoras de cáries. Oral Surg Oral Med Oral Pathol 1968;26;560-564.

72.*Goldstein ER, Parkins MF.* Utilizando a tecnologia ar-abrasiva para diagnosticar e restaurar cáries de fossas e fissuras. J Am Dent Assoc 1995; 126:761-766.

73. *Shetty N.* Air abrasive technology for kinetic cavity preparation. Manipal dental J 1999;1:21-28.

74. *Matsuyama K, Nakashima S, Kaneko K.* Um estudo in-vitro sobre a deteção de lesões cariosas precoces do esmalte utilizando uma câmara de infravermelhos. CariesRes J. 2008;1:32-38

75.*Pitts NB, Longbottom C.* A diagnostic aid for dental caries. J. Quintessence Int 1993;32:625-629.

76. *Nair MK, Tyndall DA, Ludlow JB.* Tomografia computorizada de abertura sintonizada e deteção de cáries recorrentes. Caries Res J. 2010;4;8:122-127.

77. *David A. Crawley, Christopher Longbottom.* Estudo piloto de imagiologia por impulsos Terahertz de potenciais aplicações em medicina dentária. Caries Res J 2003;37:352-359.

78. *BaumgartnerA, Dichtl S, Hitzenberger CK, Sattmann H, Robl B.* Tomografia de coerência ótica, uma revisão das potenciais novas modalidades de diagnóstico de lesões de cárie. J Dent Res 2004;83:89-94.

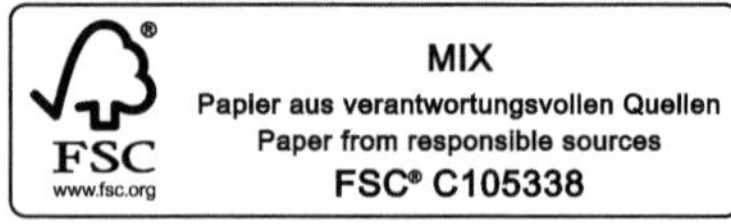

Printed by Books on Demand GmbH, Norderstedt / Germany